INTELIGENCIA
NATURAL

LUCÍA MORENO

INTELIGENCIA NATURAL

Lo que nadie te ha dicho sobre cómo reducir
tu exposición a los químicos tóxicos

Ilustraciones de Karen Castilla

Papel certificado por el Forest Stewardship Council®

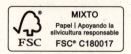

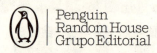

Inteligencia natural

Primera edición: enero, 2025

D. R. © 2025, Lucía Moreno

D. R. © 2025, derechos de edición mundiales en lengua castellana:
Penguin Random House Grupo Editorial, S. A. de C. V.
Blvd. Miguel de Cervantes Saavedra núm. 301, 1er piso,
colonia Granada, alcaldía Miguel Hidalgo, C. P. 11520,
Ciudad de México

penguinlibros.com

D. R. © 2025, Karen Castilla, por las ilustraciones de portada e interiores

Penguin Random House Grupo Editorial apoya la protección del *copyright*.
El *copyright* estimula la creatividad, defiende la diversidad en el ámbito de las ideas y el conocimiento,
promueve la libre expresión y favorece una cultura viva. Gracias por comprar una edición autorizada
de este libro y por respetar las leyes del Derecho de Autor y *copyright*. Al hacerlo está respaldando a los autores
y permitiendo que PRHGE continúe publicando libros para todos los lectores.

Queda prohibido bajo las sanciones establecidas por las leyes escanear, reproducir total o parcialmente esta obra
por cualquier medio o procedimiento, incluyendo utilizarla para efectos de entrenar inteligencia artificial generativa
o de otro tipo, así como la distribución de ejemplares mediante alquiler o préstamo público sin previa autorización.
Si necesita fotocopiar o escanear algún fragmento de esta obra diríjase a CeMPro
(Centro Mexicano de Protección y Fomento de los Derechos de Autor, https://cempro.org.mx).

ISBN: 978-607-385-296-8

Impreso en México – *Printed in Mexico*

A mi hija Andrea, por todos los abrazos pendientes.

*A las personas que se han sumado conmigo todos estos años
en este viaje de transformación hacia un estilo de vida Verde a la mexicana.*

ÍNDICE

Introducción 11

Prólogo del doctor José Eduardo Monterrubio Narváez 15

Advertencia 17

1. Blinda tu cuerpo de químicos tóxicos 19

2. Con las hormonas no se juega 35

3. Los sucios secretos de las fragancias y colorantes artificiales 75

4. El agua que todos bebemos 103

5. El plástico más seguro es el que no se compra 121

6. ¿Nos echamos un cigarrito?
Una decisión socialmente aceptada 143

7. Fertilidad a la baja 155

8. Limpieza natural contra limpieza comercial 165

9. Cosmética comercial contra cosmética natural 209

Conclusión 247

Referencias 249

Agradecimientos 263

INTRODUCCIÓN

Antes del año 2006 no tenía idea de que muchas de las cosas que compraba me estaban enfermando. Sus ingredientes eran tóxicos para mi cuerpo, y no me estoy refiriendo a la comida. Los productos de limpieza, así como los artículos de aseo personal y cosmética que consumía con normalidad no solamente me enfermaban a mí, sino también al medio ambiente. Era una época en la que la idea de "cuidar el planeta" aún no existía en mi mapa mental.

Fue por ello que cuando leí el libro *Squeaky Green* (Rechinando de verde) de Erick Ryan y Adam Lowry, conocí la parte oscura de la industria química y su presencia en los productos que todos llevamos del carrito del supermercado a nuestras casas. A partir de ahí pude trazar una línea y unir los puntos que conectan las sustancias sintéticas que se incluyen en los ingredientes de gran parte de lo que consumimos con muchas de las enfermedades que padecemos los seres vivos y afectan el medio ambiente.

Sentí como si me hubiera puesto unos lentes de realidad virtual que me dieron un ángulo de visión totalmente nuevo. Podría decir incluso que tuve una "conversión", en la que mi estilo de vida dio un giro de 180 grados.

Fue así como me puse a estudiar y, de manera autodidacta, me dediqué a la investigación para sustentar cada cambio que iba haciendo en mis decisiones de compra y en mi manera de relacionarme con el planeta. Comencé también a preparar en casa mucho de lo que estaba rechazando del súper, pero usando ingredientes inofensivos para la salud.

En el año 2013 registré la marca *Verde a la mexicana* con el propósito de hacer divulgación y educación ambiental, y un año después fundé una micropyme que hoy fabrica, exitosamente, productos de aseo personal libres de químicos tóxicos: *immi México*.

Entonces quise que todos a mi alrededor supieran esto. Comencé a dar conferencias, pláticas y talleres presenciales en escuelas, universidades, restaurantes y hoteles de mi ciudad. Fui invitada a participar en entrevistas en radio y televisión, el tema: *¿Cómo llevar un estilo de vida libre de químicos tóxicos (en la medida de lo posible)?*

Una lectura muy sencilla cambió radicalmente mi estilo de vida. Mi papá, un ávido lector, me dijo un día: "Hija, cualquiera puede escribir un libro, pero no cualquiera tiene un mensaje que pueda ser de valor para los demás". Por ello, anhelo que este libro tenga en ti, lector, un impacto positivo. Creo firmemente que todos tenemos la responsabilidad de hacernos cargo de nuestra salud cuestionando nuestras decisiones de compra, pero también debemos hacernos cargo de la manera en que impactamos al planeta con nuestras acciones diarias.

Tenemos una relación tóxica y de profunda dependencia emocional con muchos productos que creemos necesitar para vivir. Eso es precisamente de lo que la mercadotecnia nos ha convencido. La realidad es, en cambio, que esta relación puede ser de otra manera. ¿Podemos eliminar al 100 % la exposición a los químicos tóxicos que nos rodean en nuestra vida diaria? ¿Podemos hacer **contacto cero**? No, definitivamente no; pero sí es posible "conocer al enemigo", ponerle límites, reducir el contacto y, al reducirlo, vivir más sanos o menos enfermos.

INTRODUCCIÓN

Soy modelo 1965 y ya estoy irremediablemente contaminada, por más que lleve mucho tiempo intentando no hacerlo. Pero tú, que quizás estás por iniciar una familia, tienes niños pequeños, estás embarazada o trabajas en el sector salud y tienes la responsabilidad de prevenir a muchas personas, aún tienes oportunidad de reducir tu exposición a las sustancias sintéticas que nos enferman. Además, se habla tanto de Inteligencia artificial que es momento de difundir en todos los foros la Inteligencia natural: para mí, el cuidado de nuestra salud y del medio ambiente, hacerla tendencia para un mundo verde, una vida libre de químicos tóxicos, así que ¡comencemos!

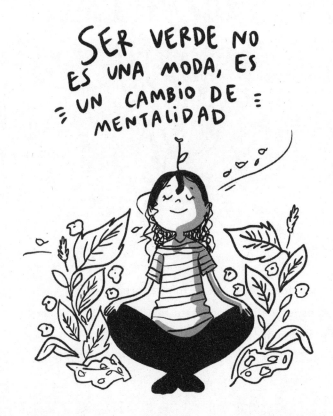

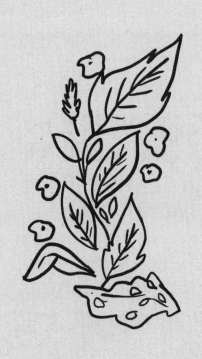

PRÓLOGO

Es natural que el ser humano sea incongruente. Cuando decidimos tomar el camino de cambiar hábitos, es muy importante aceptar nuestra propia incoherencia; si no lo hacemos así, el camino se hace muy pesado y terminamos tirando la toalla.

Todas las personas que quieran lanzarse a la aventura de "ser verde", tendrán que pensar desde antes de empezar que muchas veces en la vida no logramos nuestras metas y objetivos al 100 %, pero eso no significa que no se esté avanzando.

Aceptar nuestra incongruencia puede ser doloroso al principio, pero en realidad es liberador. Esa actitud, aunque suena un poco extraño, nos ayudará a ser más coherentes con los cambios que queramos hacer.

Si al leer este manual te motivas a hacer cambios en tu estilo de vida, será un gran paso; pero si en el camino vuelves a tus hábitos anteriores, ¡no pasa nada! Es normal que por momentos sientas que estás traicionando a los nuevos principios adquiridos y que eres un fraude; aun así, no te desanimes, es imposible ser 100 % verde. Serlo se convertiría en una calamidad espantosa, no irías a ningún restaurante. ¿En dónde comprarías tus cosas? No podrías tomar ningún avión. ¿Con qué te vestirías? ¿Tendrías celular? Al final, si ponemos atención, todo tiene una huella ecológica. Los alimentos que compraste, la ropa que usas, el café que bebes...Tendríamos que irnos a vivir a la selva para ser 100 % verdes. Esto es, de hecho, lo que puede pasar en un movimiento verde:

que se caiga en fanatismos, en la descalificación a quienes se equivocan o que no son tan perfectos y eso desanima muchísimo.

Si tú quieres llevar un estilo de vida **Verde a la mexicana**, como nos invita Lucía Moreno en este manual, no te desanimes si no eres tan perfecto o si hay "retrocesos" en tu deseo de cambiar. Si aceptas tus incongruencias, aceptas también las de los demás, y de este modo la vida será más hermosa, menos rígida, mucho más funcional. Si juzgas desde "el deber ser", sufres; pero si juzgas desde la naturaleza humana sufres menos. El proceso de convertirte en verde puede ser gozoso y esperanzador.

Doctor José Eduardo Monterrubio Narváez
Estratega Sistémico y Problem Solver

ADVERTENCIA

Me ha tocado ver pequeños logros a mi alrededor de personas que quieren modificar sus hábitos pero los "puristas" les bajan los pulgares, les dicen que lo que hacen por cuidar su salud y la del planeta no es suficiente, que no están haciéndolo bien.

Sí, es un hecho, hay personas que son demasiado ortodoxas o extremistas. Predican un estilo de vida tan exigente que es imposible de llevar para las mayorías y lo único que logran con esta postura es desanimar al cambio. ¡Por favor, no les hagas caso!

Existen también los negacionistas, quienes sostienen que nuestro estilo de vida y la exposición diaria a químicos tóxicos no son la causa de muchas de nuestras enfermedades. No creen que todo esto afecte al reino animal ni al planeta.

Definitivamente, esto no lo he escrito ni para los perfectos ecologistas ni para los negacionistas. Lo escribo para ti que quieres hacer algo al respecto, pero no sabes exactamente cómo o por dónde empezar.

1.

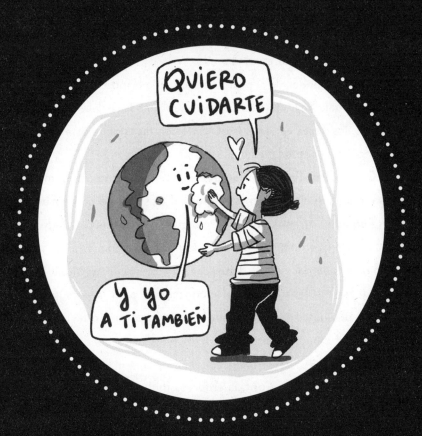

BLINDA TU CUERPO DE QUÍMICOS TÓXICOS

¿CUÁNDO COMENZÓ TODO?

La química contemporánea logró la "hazaña" de alterar la faz de la tierra y de poner en peligro nuestra sobrevivencia como especie. En la Segunda Guerra Mundial se encargó de hacer realidad "el prodigio" de crear nuevas armas, las químicas, que no requirieran enviar caballos ni tantos soldados al campo de batalla.

Fue en la época de la postguerra cuando la industria química comenzó el trabajo de limpiar su imagen, identificada socialmente con los explosivos, los gases venenosos utilizados en las trincheras europeas y con la mortífera bomba nuclear.

De la mano de lo anterior creció el consumismo como un estilo de vida. Había que reactivar la economía. La sociedad comenzó a enfocarse en adquirir constantemente bienes y servicios para satisfacer "deseos" más que necesidades. Para lograrlo apareció en escena Edward Bernays de nacionalidad austríaca y sobrino de Sigmund Freud, utilizó ideas relacionadas con el inconsciente para la persuasión en el ámbito publicitario en Norteamérica; su trabajo en las campañas publicitarias tuvo un impacto significativo en la sociedad de consumo de la época.

Le debemos a DuPont, la empresa multinacional de origen estadounidense, la gran hazaña cuando, por obra suya, lo artificial comenzó a sustituir a lo natural acompañado de su slogan publicitario que utilizó de 1935 a 1982: "Mejores cosas para vivir mejor... Gracias a la química". Este período se caracterizó por un crecimiento industrial que necesitó más mano de obra, aumentaron los salarios y los puestos de trabajo. **Lo preocupante de esto es que nació toda una industria basada en el petróleo que, entre otras cosas, introdujo el plástico en el mundo.**

1. BLINDA TU CUERPO DE QUÍMICOS TÓXICOS

Nadie contaba con que ese desarrollo y prosperidad iba a traer bajo el brazo destrucción. Así fue reconocido en el 2022 por la Sociedad Química Estadounidense (ver referencias).

"**La industria química está produciendo miles de sustancias sintéticas fuera del límite planetario cuyos riesgos en la salud humana, animal y del planeta no pueden ser evaluados y monitoreados porque son tantas que no hay posibilidad de que puedan ser estudiadas, no solo por su cantidad, sino también porque no ha pasado el tiempo necesario para estudiar los riesgos de su producción a largo plazo**".

Como humanos tenemos poco más de 100 años contaminando cielo, mar y tierra, provocando la extinción de especies y activando la cuenta regresiva sobre la posibilidad de que la tierra pueda ser un planeta habitable. Además, el calentamiento global, provocado por actividades humanas y no por ciclos naturales de la tierra, está poniendo en riesgo a nuestra especie.

Es muy difícil que podamos aportar un gran invento para resolver la crisis de salud planetaria. ¡Pero por nuestra casa y su entorno, así como por nuestro cuerpo y el de nuestra familia, sí que podemos hacer y mucho!

Así como el planeta, nosotros y nuestros espacios también están enfermos. "Nadamos" todos los días en químicos tóxicos presentes en los productos que usamos para vivir, comer, asearnos, movernos, etcétera. ¿Cuáles químicos? De eso se trata este libro, te los compartiré uno a uno.

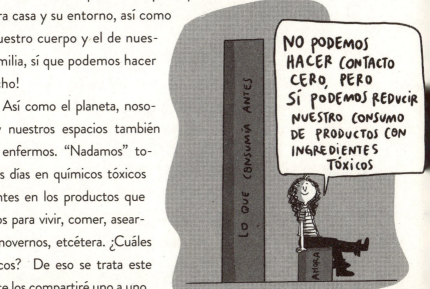

OJOS QUE NO VEN,
¿CUERPO QUE NO SIENTE?

Nuestra casa es uno de los lugares en los que tenemos plena potestad. Nosotros decidimos quién puede entrar, cuándo y cómo. ¿Sucede igual con tus decisiones de compra? ¿Te quiero preguntar si estás consciente de a qué productos les estás abriendo las puertas para que estén en tu mesa, en tu lavandería, en tu cocina, en tus baños, tu cama y en el interior de tu cuerpo?

Los artículos de limpieza, al igual que los cosméticos y los artículos de aseo personal que compramos en el supermercado, están compuestos de una serie de sustancias sintéticas, reguladas y en las dosis "adecuadas"; pero ahora se sabe que afectan en algún grado nuestra salud. Muchos de ellos pueden contener sustancias que, por inhalación, ingestión o penetración cutánea, pueden ser tóxicos, corrosivos, irritantes, sensibilizantes, carcinógenos, mutágenos, tóxicos para la reproducción y peligrosos para el medio ambiente. Lo mismo sucede con la comida, con la composición de nuestra ropa y con los materiales con los que está hecha nuestra casa, pero de ello no hablaremos aquí.

Sé que quizá estás pensando que exagero, que para eso existen las autoridades sanitarias: para regular lo que los fabricantes nos venden y que, de ser cierto lo que afirmo, todos estaríamos enfermos. Te respondo con la voz del doctor David Servan, autor del libro *Anticáncer*: "Ciertamente, en el mundo occidental estamos viviendo una epidemia de cáncer. Incluso es posible datar su inicio con bastante precisión: en la Segunda Guerra Mundial".[1]

Y no es solo el cáncer lo que nos afecta, las cifras de los problemas de fertilidad, como lo veremos en el capítulo 7 son muy altas, el

---

1 Servan-Schreiber, D. (2008). *Anticáncer*. Editorial Diana, página 98.

1. BLINDA TU CUERPO DE QUÍMICOS TÓXICOS

aumento de los trastornos hormonales y en concreto los de la tiroides, son alarmantes. Las enfermedades de la piel y las alergias, el asma, los trastornos de déficit de atención también han crecido de manera considerable, solo por mencionar algunos de los efectos de nuestra exposición al boom de las sustancias sintéticas.

"¿Qué es lo que ha cambiado en nuestros países desde la Segunda Guerra Mundial? La adición a nuestra alimentación de grandes cantidades de azúcar refinada. Cambios en los métodos agrícolas y ganaderos y, como consecuencia, cambios en nuestros alimentos. Exposición a una gran cantidad de productos químicos que no existían antes de 1940". [2]

Estoy segura de que nadie en su sano juicio se expondría a sabiendas a una contaminación de químicos tóxicos, especialmente cuando se baña, lava su ropa o arregla su casa. Como dice el dicho, "no hay loco que trague fuego". Lo que pasa es que los consumidores nos enfrentamos a una contaminación silenciosa y desconocida porque no sabemos cómo o por qué está ocurriendo. Eso hace que sea mucho más difícil de evitar.

Todos necesitamos comprar bienes y servicios. La clave es que, como consumidores, debemos estar informados de lo que nos están vendiendo. Debemos aspirar a ser **"consumidores eco-informados"**, de modo que cada decisión de compra tenga el menor impacto negativo posible sobre nuestra salud y sobre el medio ambiente. Acerca de esta idea, Achim Steiner, subsecretario general de las Naciones Unidas, ha expresado que **"los productos químicos están cada vez más presentes en la vida moderna y son importantes para algunas economías nacionales, pero su gestión irracional pone en peligro la consecución de objeti-**

---

2 Servan-Schreiber, D. (2008). *Anticáncer*. Editorial Diana, página 104.

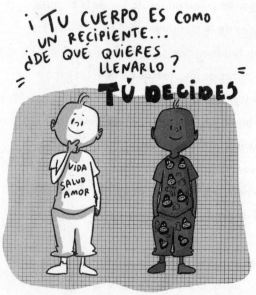

vos de desarrollo fundamentales y un desarrollo sostenible para todos"[3] En este sentido, te hago una pregunta: si pudieras encontrar en el supermercado o en la farmacia dos productos que cumplan con la misma función y sean del mismo precio, pero uno de ellos no contenga sustancias sintéticas cuestionables, ¿cuál comprarías? ¿Te irías sobre tu "marca de confianza", por la que tienes toda la vida usando sin investigar sus ingredientes? ¿O indagarías otras opciones para tomar tu decisión de compra?

PONER LÍMITES

Hay venenos tan lentos que cuando llegan a producir efecto ya ni nos acordamos de su origen.
JOSÉ SARAMAGO

Por tu salud mental y paz interior, estoy segura de que has aprendido a identificar a las personas tóxicas en tu vida y haces todo lo posible por evitarlas o al menos a ponerles límites. Esto es justamente lo que debes

---

3 Achim Steiner, "comunicado de prensa", Organización Mundial de la Salud, Ginebra, 19 de febrero de 2013. https://www.who.int/es/news/item/19-02-2013-effects-of-human-exposure-to-hormone-disrupting-chemicals-examined-in-landmark-un-report

1. BLINDA TU CUERPO DE QUÍMICOS TÓXICOS

hacer con los productos que usas en tu vida diaria y que contienen sustancias tóxicas: identificarlos y reducir tu exposición a ellos.

Cuando se habla de la "toxicidad" de una sustancia química, se refiere a su capacidad de provocar una enfermedad o una lesión que altera el organismo de un ser vivo. Un ejemplo de toxicidad aguda es cuando ocurre un accidente, nos podemos envenenar al darle un trago a una botella creyendo que es agua, cuando en realidad contiene cloro. Esto ocurre con mucha frecuencia con los niños pequeños en algunas casas.

Aquí, sin embargo, vamos a hablar de la "toxicidad crónica", una forma de toxicidad a la que estamos expuestos diariamente, debido al contacto permanente con químicos que están presentes –en cantidades mínimas o reguladas– en miles de productos que usamos en nuestra vida diaria; es silenciosa y ocurre poco a poco, los bebés y los niños pequeños, por su estatura y peso, están más expuestos a ella, así como las mujeres embarazadas.

Cuando hablo en público, suelen preguntarme con frecuencia si creo que las grandes transnacionales, que dan de comer, vestir y medicar a billones de seres humanos, están siendo responsables con sus fórmulas y muy al pendiente de que lo que fabrican no tenga un impacto negativo en nuestra salud y en la del planeta. Yo respondo con una de las ideas centrales de Phil Brown en su libro *Exposiciones tóxicas: enfermedades controvertidas y el movimiento de salud ambiental*:[4] **"Actúa siguiendo el principio de precaución. En ausencia de un consenso científico en el contexto de la exposición a sustancias químicas tóxicas, el principio de precaución implica tomar medidas preventivas como respuesta a posibles amenazas a la salud humana o al medio ambiente, incluso cuando no se dispone de pruebas**

---

4 Phil Brown, *Toxic exposures: contested illnesses and the environmental health movement*, Columbia University Press, New York, 2007. Página 208.

científicas definitivas del daño". Ante lo incierto, más vale prevenir que lamentar. Si ya has encontrado evidencia, elimina tu exposición, explora qué alternativas hay para lo que vas a eliminar y cuestiónate si realmente es necesario que consumas el producto "X" o si puedes prescindir de él.

Me gustaría que te preguntaras si ¿elegirías mantener tu rutina diaria sin preocuparte por la posible toxicidad de los productos que utilizas o más bien estarías dispuesto a cambiar tus hábitos para reducir la exposición a los ingredientes químicos? ¿Te inclinarías por confiar al 100% en las grandes empresas transnacionales para que formulen productos seguros o crees que es necesario cuestionar su responsabilidad en la seguridad de los ingredientes?

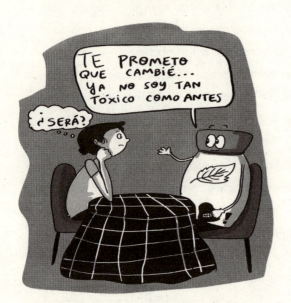

EL NACIMIENTO DE LA QUÍMICA VERDE

Ha surgido en los últimos tiempos una nueva forma de la química, la llaman la "química verde". Sobre ella hay, como en todo, críticas y alabanzas. Te invito a formarte tu propia opinión: "Green Chemistry Institute nació en 1997 como una corporación sin fines de lucro de-

1. BLINDA TU CUERPO DE QUÍMICOS TÓXICOS

dicada a promover la química verde. En enero de 2001, se unió a la Sociedad Química Estadounidense en un mayor esfuerzo por abordar los problemas globales en la intersección de la química y el medio ambiente"[5]. Esta nueva forma de química nació con los siguientes objetivos:

- Usar la química para prevenir la contaminación.
- Diseñar productos y procesos que minimicen o eliminen en su totalidad la producción de sustancias peligrosas.
- Buscar que la industria y los consumidores puedan tener alternativas compatibles ambientalmente y que exista una prevención de contaminación a nivel celular.
- Buscar soluciones científicas innovadoras que puedan resolver los actuales problemas ambientales.
- Incentivar el desarrollo y generación de materias primas renovables y de productos biodegradables, de tal manera que al finalizar su función no persistan en el medio ambiente.

Dados estos objetivos, la cuestión importante que surge es esta: ¿Realmente las empresas están dispuestas a sacrificar ganancias por cuidar la salud humana y la del planeta? Ante esa pregunta, muchos ambientalistas se muestran escépticos y critican el surgimiento de esta química verde. Creen que es solo un intento por "lavarse la cara" después de las toneladas de tóxicos que han vertido en nuestros cuerpos y en el medio ambiente, como si fuéramos un basurero.

Por otro lado, la presión desde el campo político, de los consumidores y los ambientalistas es grande. Los fabricantes de sustancias sintéticas, así como las trasnacionales que producen los bienes que consumimos

---

5 https://www.acs.org/greenchemistry/about.html

EL MISMO TÓXICO DE SIEMPRE, PERO DISFRAZADO DE VERDE

usándolas de materia prima, saben que tienen que dirigir sus esfuerzos para "ser verdes", pero sin sacrificar su rentabilidad. Saben que millones de consumidores hemos abierto los ojos a su refinada agresión, y es así como ha nacido un nuevo delito: el del "engaño verde".

LOBOS CON PIEL DE OVEJA

El "lavado verde", o *greenwashing* en inglés, es una práctica de marketing deshonesta. Las empresas usan afirmaciones engañosas o exageradas para hacer que sus productos o servicios parezcan más amigables de lo que son con el medio ambiente, con la salud o con la justicia social. El emprendedor, ambientalista y activista Paul Hawken ha definido *greenwashing* como **"la construcción de una ciudad global esmeralda en la que todas las cosas irradian una tonalidad verde que hace sentir bien al consumidor que compra felizmente mientras canturrea las tonadillas favoritas de sus empresas"**[6].

---

6 Rojo, Cristina. *"El lavado verde de imagen, historia del greenwashing"*. El Diario. es, 18 de agosto de 2020. https://www.eldiario.es/ballenablanca/365_dias/lavado-verde-imagen-historia-greenwashing_1_6169622.html

1. BLINDA TU CUERPO DE QUÍMICOS TÓXICOS

Ahora recuerdo un jabón para trastes que en su fórmula contiene 10 ingredientes cuestionables y extracto de aloe vera para proteger la piel. Entonces en su etiqueta dice: "Natural, con aloe vera"; pero ¿y los otros ingredientes qué? ¡Fíjate en lo que compras!

Este tipo de bienes son lobos que se visten de ovejas. Para saber identificarlos **hay que aprender a leer las etiquetas, conocer las certificaciones, aprender cuáles son los ingredientes que debemos evitar a toda costa** y cuáles son aquellos con los que sí podemos convivir. Esto lo veremos en los siguientes capítulos.

El *greenwashing* o lavado de cerebro verde, es una táctica de engaño muy refinada. Es un tipo de comunicación abusiva por su ambigüedad. Se trata de un juego sucio en el manejo de las estrategias de venta y hay que aprender a identificarlo para no caer en sus redes:

- **Manipulación de la realidad:** las empresas y negocios que utilizan el *greenwashing* buscan distorsionar la percepción de la realidad del producto o servicio que ofrece al consumidor. Intentan que el consumidor dude de su propia percepción o juicio.
- **Explotación de la confianza:** amparándose en el prestigio de la marca, pueden darse el lujo de explotar la confianza de los consumidores que no se cuestionarán si lo que dice la etiqueta o la publicidad es cierto o no. Además, muchas marcas recurren a hacer alarde en su compromiso con la sostenibilidad, mientras que, por otro lado, contaminan con sus procesos, sus empaques, envases o ingredientes.
- **Ocultamiento de la verdad:** la táctica del *greenwashing* implica ocultar la verdad. Se oculta, se niega o se tergiversan hechos para confundir a los consumidores, minimizando el impacto negativo de sus productos o prácticas en el medio ambiente.

- **Beneficio propio:** las empresas utilizan el *greenwashing* para mejorar su imagen y aumentar sus ventas sin tomar en cuenta que no están siendo muy claros con los consumidores o son poco comprometidos con su salud y la del planeta.

No todo el trabajo debe estar del lado del consumidor, es urgente una modificación en el reglamento de la Ley General de Publicidad en cada país, que regule la publicidad engañosa y desleal, así como se hicieron modificaciones en las bebidas alcohólicas y en el tabaco.

Para salir de dudas sobre esta práctica te invito a darte una vuelta en tu buscador preferido y pide que te dé una lista de las empresas y los ejemplos más famosos de *greenwhashing*. ¡Las sorpresas que te vas a llevar!

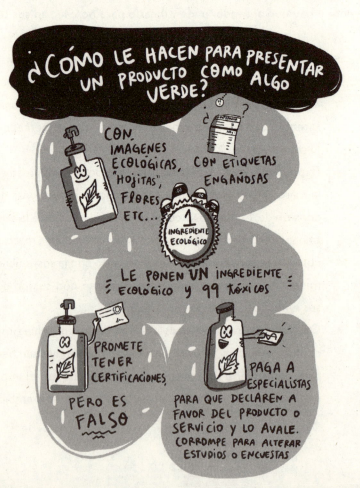

1. BLINDA TU CUERPO DE QUÍMICOS TÓXICOS

¿LA PIEL LO ABSORBE TODO?

Si has visitado un castillo como turista, seguro te habrás preguntado: "¿En dónde está el baño?" O "¿cómo se bañaban?" Al parecer, los nobles de Europa en la Edad Media tenían miedo a bañarse. Obviamente, no había regaderas, lo hacían en tina y muy pocas veces al año, pues tenían desconfianza a sumergir su cuerpo en el vital líquido. Creían que el agua se les metía por los poros y les podía transmitir enfermedades.

Si bien estaban equivocados, no completamente. Tu piel es el órgano más grande que tienes e incluye a las membranas mucosas y a tus ojos. Como vehículo de transportación de sustancias, la intoxicación por medio de la piel puede llegar a ser más peligrosa incluso que la inhalación.

Sin embargo, es cierto que no hay que exagerar. No somos una coladera por la que todo va a entrar en nuestro torrente sanguíneo. Para que un químico entre exitosamente a nuestro cuerpo vía cutánea, tienen que cumplirse las siguientes condiciones:

- Una determinada concentración, cantidad y tiempo de exposición al químico, así como la frecuencia de su uso.
- El estado de la piel: si está mojada, herida o quemada.
- Ausencia o presencia de enfermedades de la piel: psoriasis, eczemas, dermatitis, etcétera.
- Una determinada temperatura y humedad. A mayor temperatura y humedad aumenta la facilidad con que la piel absorbe, esto sucede cuando nos bañamos.
- La velocidad del flujo sanguíneo en la porción de piel que tuvo contacto con el químico.
- El tamaño molecular de la sustancia en sí. A mayor tamaño, más difícil que penetre en nuestra piel.

LA PIEL ES UNA DE LAS PRINCIPALES RUTAS DE ENTRADA PARA LAS SUSTANCIAS QUÍMICAS

La piel es selectiva, ni todas las sustancias ni toda el agua pueden pasar a través suyo. Además de selectiva, y esto es lo verdaderamente importante, es también "lipófila", eso quiere decir que es mucho más afín a las sustancias lipídicas (grasas) que a las hidrófilas (agua). Entre más oleoso es el producto, más fácil penetra en la piel, a esto se le llama la absorción perfecta.

Por eso es mucho más fácil absorber un ungüento o pomada que una loción o un producto en polvo. Te comento esto porque hay quien dice que la piel es como la boca: si aplicas algo sobre ella, va a entrar a nuestro torrente sanguíneo como la comida y bebida entran al estómago. Esto no es 100 % correcto. ¿Sabes por dónde entran los químicos a la piel? La respuesta es: por los folículos pilosos (por donde salen los pelitos), por las glándulas sebáceas y sudoríparas, y por la parte más externa de la epidermis que se llama estrato córneo.

La capacidad de absorción de las sustancias químicas por la piel varía según la parte del cuerpo. Las partes con mayor capacidad de absorción son el escroto, la frente, el cuero cabelludo, el abdomen, la parte anterior del hombro, la espalda, la cara anterior del antebrazo, la palma de las manos y la planta de los pies.

¿Prefieres mantener tus rutinas de cuidado personal sin cuestionar la absorción de químicos o estarías dispuesto a investigar cómo los ingredientes de tus productos de uso diario pueden afectar tu salud a largo plazo?

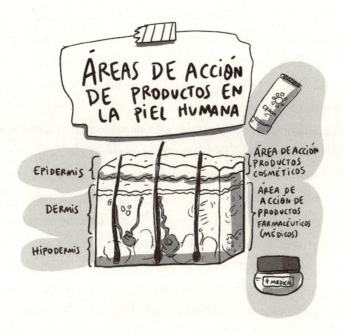

SENSIBILIDAD QUÍMICA MÚLTIPLE

¿Has conocido personas sensibles a la exposición a sustancias químicas como aromatizantes, detergentes o limpiadores? Con ellos no les sale el negocio a las aseguradoras. Hay demasiados intereses económicos para aceptar como oficial la relativamente nueva y poco entendida enfermedad: la sensibilidad química múltiple.

La sensibilidad química múltiple (SQM) es una condición por la que las personas experimentan reacciones molestas a sustancias químicas como perfumes, geles de baño, productos de limpieza, lacas, incluso el humo del cigarro presentes en su entorno; también incluye alimentos. Estas exposiciones les afectan a tal grado a quienes padecen SQM, que en ocasiones no pueden llevar una vida normal; incluso si el producto tiene concentraciones bajas que generalmente no afectarían a la mayoría de las personas. Estas reacciones pueden incluir síntomas como fatiga crónica, eritema, taquicardias, ronquera, dolores de cabeza y problemas respiratorios. Y en el peor de los casos, trastornos del habla y falta de coordinación motora. El diagnóstico de la sensibilidad química múltiple (SQM) es muy complicado, ya que no hay pruebas específicas establecidas para confirmarlo.

La SQM no es aceptada en todo el mundo como una enfermedad, por lo que es objeto de debate. Hay países que la reconocen, otros no y pasa lo mismo con las comunidades médicas. Pero ¿qué crees? 56 médicos e investigadores de España, Francia, Bélgica, Italia, México, Estados Unidos y Canadá, así como 75 asociaciones de pacientes, presentaron en 2023 ante la Organización Mundial de la Salud (OMS), una solicitud para que se incluya la Sensibilidad Química Múltiple (SQM) en el sistema de codificación internacional de enfermedades CIE-11, específicamente, en el apartado de condiciones alérgicas o de hipersensibilidad. [7]

Miles de personas en el mundo que padecen SQM están esperando la comprensión y aceptación de su padecimiento como una condición médica real. Esta patología es conocida y llamada así de forma oficial en España, Alemania, Austria, Suiza, Luxemburgo, Dinamarca y Japón.

Conociendo lo anterior, ¿tratarías de estar más al pendiente de tu exposición a los químicos presentes en los productos de uso diario o prefieres el camino fácil que implica seguir usando los mismos productos de toda la vida, lo que ya tienes en casa, aunque estés intoxicando tu cuerpo y tu hogar?

---

7 Dra. Pilar Muñoz Calero, 2023. DOCUMENTATION TO REQUEST THE RECOGNITION OF MCS IN THE WHO Fundación Alborada y Coalición de Asociaciones de Pacientes CONFESQ3. https://www.europapress.es/comunicados/salud-0910/noticia-comunicado-clinicos-pacientes-solicitan-oms-codificacion-sensibilidad-quimica-multiple-20230703115628.html https://confesq.org/wp-content/uploads/2023/05/mscreportforicd.pdf

2.

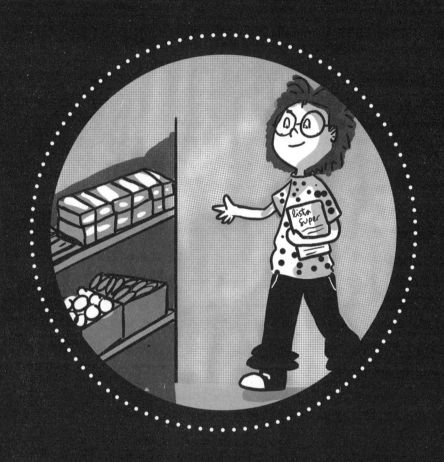

CON LAS HORMONAS NO SE JUEGA

El siglo pasado se caracterizó, entre otras cosas, por los grandes avances en descubrimientos científicos y tecnológicos. Fue también el periodo en el que se fabricaron millones de sustancias químicas sintéticas en los laboratorios. Sí, lo acepto, han jugado un papel importante en los avances de la industria y la medicina. Han aportado numerosos beneficios, pero también han causado considerables daños.

Uno de ellos es la posibilidad de alterar las hormonas de los organismos vivos, incluyendo a tu familia, a ti y a tus mascotas, y contaminar el medio ambiente, ese lugar en el que cohabitamos todos los humanos y el resto de las especies. Todos sabemos que con las hormonas no se juega, pero a pesar de eso, sin saberlo, lo estamos haciendo.

Las hormonas funcionan dentro de nuestro cuerpo con un equilibrio perfecto, como una orquesta sinfónica con los mejores músicos e instrumentos del mundo. Ellas regulan nuestro estado de ánimo, el modo en el que crecemos, el funcionamiento de los órganos, el metabolismo y la reproducción. Este equilibrio perfecto se ve interrumpido por nuestra exposición a ciertos compuestos químicos que, al entrar en contacto con el cuerpo, interfieren con el sistema hormonal. A estos químicos se les conoce como disruptores endocrinos o EDCs, por sus siglas en inglés.

Cuando entramos en contacto con sustancias sintéticas que son disruptores hormonales, es como si nos comiéramos un mimo –al mejor del mundo, a un Marcel Marceau o a un Karkocha– y este se comportara dentro de nuestro cuerpo imitando a nuestras sabias hormonas. Su actuación es tan buena que no solo las imita, sino que puede bloquear a los receptores hormonales de las células, potencializarlos o reemplazarlos, creando un total desconcierto que más tarde se traducirá en una enfermedad.

"Los perturbadores endocrinos pueden contaminar el medio ambiente sobre todo a través de los vertidos industriales y urbanos, los desagües agrícolas o la incineración y vertido de basuras. La exposición

2. CON LAS HORMONAS NO SE JUEGA

humana puede producirse por ingestión de alimentos, agua o polvo, por inhalación de gases o partículas presentes en el aire o por contacto con la piel". [8] OMS.

Estas sustancias químicas están presentes en una gran cantidad de productos que llevamos a casa y, una vez que entran en nuestro cuerpo, hay consecuencias. Quizá estás pensando, mientras me lees que, si realmente fuera cierto todo lo anterior, los consumidores tendríamos más información y también mayor protección y medidas regulatorias que mitigaran el riesgo de exposición a disruptores hormonales a nivel global. En las siguientes páginas te darás cuenta de la frecuente presencia de estos químicos y de su alta dificultad para ser regulados. **También te voy a compartir un análisis de posibles soluciones, así como estrategias específicas para evitar la exposición a estos compuestos en la vida cotidiana.**

Lo más preocupante es que estos disruptores endocrinos son capaces de atravesar la placenta y llegar al nonato.

Su efecto es:

- **Acumulativo:** se bio-acumulan en los tejidos de los organismos vivos y más aún en los tejidos grasos.
- **Irreversible:** los cambios provocados por exposición a la sustancia química no pueden corregirse o revertirse.
- **Se transmite:** de una generación a otra por medio de la placenta y la leche materna. Así se van pasando los disruptores de la madre al hijo, el cual los bio acumulará en su cuerpo para, a su vez, pasárselos a la siguiente generación.

---

8 Organización Mundial de la Salud. Nuevo informe sobre las sustancias químicas que perturban la función endocrina. Ginebra, 19 de febrero del 2013. Comunicado de prensa.

El Fondo Mundial para la Naturaleza, *World Wildlife Fund* (WWF) en voz de su director de conversación, Enrique Segovia, se pronuncia duramente al respecto: **"Es urgente que acabemos con el vacío legislativo que permita a la industria seguir utilizando sustancias químicas «extremadamente preocupantes», aun cuando existen alternativas más seguras disponibles, argumentando que pueden ser controladas de forma adecuada. Si realmente estas sustancias se controlan de forma adecuada, como dice la industria, ¿cómo pueden encontrarse en los cuerpos de los nonatos?"**[9]

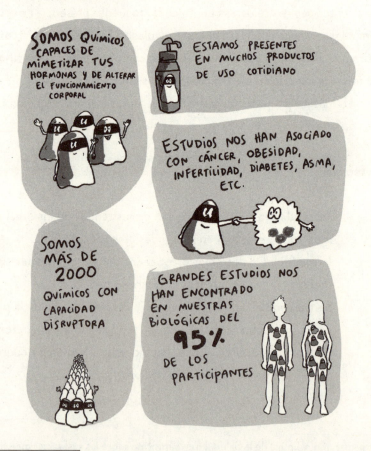

---
9 GREENPEACE. Una investigación en cordones umbilicales revela que los nonatos están expuestos a químicos peligrosos. Comunicado de prensa - septiembre 8, 2005.

2. CON LAS HORMONAS NO SE JUEGA

¿QUÉ ENFERMEDADES PUEDE PROVOCAR LA DISRUPCIÓN HORMONAL?

Los problemas de salud asociados a los disruptores endocrinos son muy variados y dependen del tipo de sustancia, la dosis, el tiempo y la vía de exposición; así como de las características individuales de cada persona, edad, sexo, genética. Algunos ejemplos son:

- **Trastornos reproductivos:** infertilidad, malformaciones congénitas, pubertad precoz o tardía, cáncer de mama, próstata o testículos. Síndrome de ovario poliquístico (SOP).
- **Trastornos metabólicos:** obesidad, diabetes tipo 2, resistencia a la insulina.
- **Trastornos neurológicos:** déficit de atención e hiperactividad (TDAH), autismo, enfermedad de Parkinson o Alzheimer.
- **Trastornos inmunológicos:** alergias, asma, enfermedades autoinmunes.
- **Trastornos tiroideos:** hipotiroidismo o hipertiroidismo.

La gravedad de la disrupción hormonal ha sido resaltada por científicos de todo el mundo. Los científicos mexicanos Miguel Chin y María Guadalupe Maldonado realizaron un estudio llamado *Efectos transgeneracionales de la contaminación ambiental: ¿La salud de nuestros hijos está en riesgo?* Y se expresan del siguiente modo: **"Cada día aumenta el número de estudios que relacionan la exposición a sustancias tóxicas con enfermedades crónico-degenerativas. La exposición a estas sustancias es especialmente peligrosa en etapas susceptibles de la vida como el embarazo, la vida neonatal o la niñez... La mayoría de las veces las consecuencias de estas alteraciones moleculares no aparecen de manera** inmediata, sino que toman años para manifestarse".[10] La mejor forma de evitar los disruptores endocrinos es reducir al máximo nuestra exposición a ellos. Ahora veremos cuáles son los principales.

1. Químicos eternos.
2. Retardantes de fuego.
3. Fenoles como el Bisfenol-A (BPA) y el Triclosán.
4. Parabenos.
5. Oxibenzona.
6. Protectores solares.
7. Ftalatos
8. Pesticidas e insecticidas.

1. Químicos eternos

Difícil de creer, pero sí... Hay una familia de sustancias hechas en laboratorio, a las que bautizaron como los **químicos eternos,** no solo porque están en todas partes, sino porque no se biodegradan nunca o casi nunca. Su estructura molecular es resistente a la descomposición, por lo que estarán entre nosotros por los siglos de los siglos. Estos químicos constituyen una familia grande de más de 4,000 sustancias diferentes. Comenzaron a fabricarse en 1938. Dado que se les bautizó con nombres muy complicados (perfluoroalquilos y polifluoroalquilados), se les abrevió como PFAS, y su apodo es "químicos eternos".

---

10 Chin Chan, Miguel y Maldonado Velázquez, María Guadalupe (2018) *Contaminación y epigenética*: "¿Nuestras experiencias afectan la salud de nuestros hijos?" Revista Digital Unviersitaria (RDU) Volumen 19, número 1 enero-febrero, https://www.revista.unam.mx/category/uncategorized/page/3/

2. CON LAS HORMONAS NO SE JUEGA

Los PFAS tienen otros "primos hermanos", pero de ellos no hablaremos aquí. Uno de sus principales rasgos es que son polifacéticos, tienen la capacidad de repeler agua, aceite, grasa y manchas de todo tipo. Además, resisten altísimas temperaturas. Se usan para fabricar productos domésticos, antiadherentes y repelentes de manchas. Están presentes en:

- Materiales para envasado de comida como cajas de pizza, bolsas para hacer palomitas y también en los productos enlatados.
- Sartenes y ollas antiadherentes de teflón. De hecho, el teflón fue el primer PFAS fabricado por DuPont en 1938.
- Textiles como alfombras, tapetes, cortinas y ropa que son repelentes al agua y al aceite (antimanchas), y además resisten temperaturas extremas.
- Envases de productos de cuidado personal, limpiadores repelentes a manchas, así como en cosméticos que te anuncian como resistentes al agua y de larga duración.
- Pinturas y solventes.
- Espuma para apagar fuego.
- Papel de baño. Al transformar la madera en pulpa, algunos fabricantes añaden PFAS que pueden dejar residuos y contaminar el producto final.

¿Tienen las PFAS efectos en la salud? Sí, están etiquetados como disruptores endocrinos. La Agencia de Protección Ambiental de Estados Unidos (EPA) afirma: "Las averiguaciones más constantes de los estudios de epidemiología humana son los mayores niveles de colesterol en las personas expuestas, y con datos más limitados relacionados con: bajo peso al nacer, efectos en el sistema inmunitario, cáncer (en el caso de PFOA) y perturbación de la hormona tiroides (en el caso de PFOS)"[11]

---

11 EPA agencia de protección ambiental de Estados Unidos: información básica sobre PFAS. ¿Qué son las PFAS? Epa.gov Sitio Oficial del Gobierno de Estados

El pegamento para adherir el teflón al sartén se llama ácido per-fluorooctanoico (PFOA) y es el culpable de hacer tan tóxico al sartén o la olla (no es el teflón en sí el peligroso, sino el PFOA). En Estados Unidos se prohibió este "pegamento" desde el 2015. En México quienes fabriquen utensilios de cocina con teflón tienen que seguir la Norma Oficial Mexicana establecida desde el 2018 y que regula los materiales antiadherentes.

Cuando me convertí en "verde", una de las primeras cosas que hice fue revisar los sartenes que usaba en casa. Me di cuenta de que todos eran de teflón, y no solo eso, sino que muchos de ellos estaban rayados en su superficie. Entré en conflicto. ¿Cómo iba a hacer los huevos estrellados cada mañana? Probé a prepararlos en sartenes de acero inoxidable y el resultado fue desastroso, ¡imposible! Me puse a investigar y aprendí que las partículas tóxicas penetraban a mi cuerpo y al de mi familia con mayor rapidez si el sartén antiadherente estaba dañado. Te vas a sorprender de las alternativas que existen hoy en día para cocinar sin que se pegue la comida y son libres de teflón.

Es muy importante que revises en qué estás preparando los alimentos para tu familia, te invito a que analices uno por uno. Si tienes sartenes antiadherentes y su superficie ya está levantada, tienes que deshacerte de ellos. Las ollas en mi casa son ahora de acero inoxidable, grado quirúrgico 316 Ti, es decir que tienen una aleación de Titanio. Son ollas caras, pero duran toda la vida; con 3 que tengas de diferentes tamaños es suficiente y te aseguro, te van a sobrevivir. También tengo para hacer los huevos estrellados, un par de sartenes de cerámica. He leído muchas recomendaciones sobre las ollas de vidrio libres de plomo, pero te confieso que no las he probado, son como los Pyrex, pero para

---

Unidos https://espanol.epa.gov/espanol/informacion-basica-sobre-pfas Actualizado el 13 de marzo de 2024.

2. CON LAS HORMONAS NO SE JUEGA

la estufa. También se recomiendan las ollas y sartenes de vitro cerámica como alternativas al teflón.

La película, basada en hechos reales, *El precio de la verdad* (*Dark Waters*, 2019), es una crítica muy fuerte a las PFAS y a DuPont. Recomiendo ampliamente que dediques un tiempo a verla.

¿Elegirías continuar utilizando productos antiadherentes y repelentes de manchas, sin considerar su contenido de PFAS o buscarías opciones más seguras para tu salud y el medio ambiente? Si te gustan las palomitas de maíz, ¿estarías dispuesto a hacerlas en la estufa (a la vieja usanza) o continuarías comprando las bolsas que se hacen en el microondas? ¿Estarías dispuesto a cambiar la marca de algunos de tus maquillajes si te das cuenta de que son repelentes al agua y de larga duración o bien preferirías seguir siendo fiel a tus marcas consentidas por los buenos resultados que te dan?

ECO-TIPS

1. Evita utensilios antiadherentes como principio de precaución.
2. Selecciona productos sin PFAS. Lee las etiquetas de productos como sartenes, ropa impermeable y productos de cuidado personal para elegir aquellos que indiquen ser libres de PFAS.
3. Limita el uso de productos repelentes al agua y busca alternativas menos químicas siempre que sea posible.
4. Bebe agua de calidad, asegúrate de que tu agua potable cumpla con los estándares de calidad y, si es necesario, considera la instalación de un filtro que pueda eliminar contaminantes, incluidos los PFAS.
5. Reduce el consumo de comida rápida en envases: la comida rápida a menudo se envuelve en envases que pueden conte-

ner PFAS. Opta por opciones más sostenibles y conscientes o llévate tus "toppers" de vidrio.

Hay un documental en YouTube que entra mucho más en detalle con este tema y te invito a que lo veas. Su título es *El escándalo de los químicos eternos*, te dejo el enlace en el pie de página, vale mucho la pena.[12]

2. *Retardantes de fuego (ignífugos)*

Te vas a sorprender de la cantidad de objetos que hay en tu casa que están cubiertos de químicos ignífugos. Su objetivo no es dañarnos, pero lo hacen. La palabra "ignífugo" viene del latín *ignis* que significa "fuego" y del sufijo "fujo" que significa "rechazar, alejar o repeler".

Por regulación y por precaución se utilizan los retardantes de fuego en miles de productos y el objetivo es hacerlos menos inflamables, para que en caso de estar en contacto con el fuego retrasen su propagación y den tiempo para que haya una respuesta ante la emergencia. Algunos ejemplos de productos con químicos ignífugos son:

- Equipos electrónicos, especialmente los cables y enchufes, así como las carcasas.
- Muebles de madera, sillones de tela, textiles para cortinas, rellenos de alfombra, espuma en muebles.
- Camas de hospital y sillones para salas de espera.

---

12 *El escándalo de los químicos eternos*, https://youtu.be/4zHTp1I6j04?si=fOSU-xQf6CwENvcjA

2. CON LAS HORMONAS NO SE JUEGA

- El mobiliario de los asientos de los aviones y sus alfombras.
- Cambiadores y cunas para bebés, sillitas de coche, colchones para cuna, carriolas.
- Materiales de construcción como acero estructural.
- Tapicería de los automóviles.
- Tablaroca, madera virgen, madera tratada, hule espuma, palapas.
- Ropa para bebés y niños pequeños, sobre todo pijamas.
- Relleno de sillones y colchones de espuma de poliuretano.

¡Ay, auqellos años 70! Fue ahí cuando se comenzó a producir en masa un retardante de fuego llamado polibromodifenil éteres PBDEs. Algunos años más tardes, la industria y los gobiernos se dieron cuenta de su altísima toxicidad, a lo que la industria química no pudo más que pedir disculpas. En 2014, se comenzó a desacelerar su uso para finalmente prohibir su fabricación en Estados Unidos.

Si tienes en tu casa aparatos eléctricos hechos antes de 2013, así como muchas otras cosas más que viste en la lista anterior, lo más seguro es que están desprendiendo PBDESs. ¿En dónde están? En el aire y en el polvo de interiores, tanto en el centro de trabajo como en nuestras casas. Seguramente estarás pensando que atender estas partículas es una exageración, yo también lo pensé cuando lo supe. Sin embargo, estos químicos tienen la capacidad de esparcirse en el ambiente y acumularse en el polvo y en el aire de los espacios interiores.

De acuerdo con la Agencia para Sustancias Tóxicas y el Registro de Enfermedades de Estados Unidos, **"la principal ruta de exposición a PBDEs para la población general es la ingestión de polvo contaminado en ambientes interiores, ya sea en el hogar o en el lugar de trabajo. Se han detectado PBDEs en el polvo de las residencias que usted puede respirar o tragar en pequeñas cantidades. Esto puede ocurrir debido** a que los **PBDEs** se mezclan físicamente en productos de consumo de los cuales pueden escapar al ambiente bajo condiciones ideales. La ingestión de polvo residencial y, en menor grado, el contacto de la piel con polvo representa entre el 80 y el 90 % de la exposición total a **PBDEs** de la población general".[13]

Los retardantes de fuego bromados (BFRs) han sustituido en cierta medida a los PBDEs, pero también han generado preocupaciones similares debido a su capacidad de bioacumulación y a sus efectos adversos para la salud y el medio ambiente. Actualmente, la investigación se centra en encontrar retardantes de fuego menos dañinos y en desarrollar métodos para limpiar la contaminación existente, como la fotocatálisis y el uso de nanomateriales ecológicos. Además, se están explorando cambios en el diseño de productos para reducir la necesidad de utilizar retardantes de fuego en primer lugar.

ECO-TIPS

- Procura comprar productos para bebés y muebles de madera rellenos de algodón, poliéster o lana, en lugar de espuma de poliuretano.
- Ten el mínimo de alfombras, tapetes y cortinas en tu casa.
- Busca muebles con la etiqueta "no contiene retardantes de llama" o "no contiene retardantes de llama halogenados".

---

13 Agencia para Sustancias Tóxicas y el Registro de Enfermedades (ATSDR). Toxicológica de los éteres de polibromodifenilos (PBDEs) Esta información fue extraída de la *Reseña Toxicológica de los éteres de polibromodifenilos (PBDEs) 2017* (en inglés) producida por la Agencia para Sustancias Tóxicas y el Registro de Enfermedades, Departamento de Salud y Servicios Humanos de Estados Unidos., Atlanta, Georgia.

2. CON LAS HORMONAS NO SE JUEGA

- Si vas a comprar pijamas para bebé y niños pequeños, analiza en la etiqueta que no use retardantes de fuego. Haz lo mismo cuando vayas a comprar un colchón. Normalmente, solo los colchones de hoteles contienen este químico por regulación; pero siempre es bueno revisar antes de comprar.
- Trata de tener a raya el polvo en casa. Trapear, sacudir y pasar un aspirador son prácticas quizá demasiado obvias, pero también demasiado importantes. La escoba solo lleva el polvo de un lado a otro, en su lugar usa la aspiradora con un filtro de aire de partículas de alta eficiencia, conocidas como HEPA (que por sus siglas en inglés significa *High Efficiency Particulate Air*). Esos filtros son capaces de retener hasta 99.99 % de bacterias, hongos, ácaros, polen, alérgenos, polvo y microorganismos de hasta 1 micrón de tamaño. Ello los hace ideales para personas alérgicas, con problemas respiratorios, hogares con mascotas y entornos que requieran alta pureza ambiental, como consultorios médicos, hospitales, clínicas y laboratorios. Cuando busques, solo pon "aspiradora filtro HEPA" y encontrarás diferentes opciones y para todos los presupuestos.
- También está la opción del disco que barre solo y es una aspiradora robot. Hay de muchas marcas, te recomiendo que hagas una buena inversión. Te ahorrará mucho tiempo y este disco robot entrará a los lugares más recónditos de tu casa.
- Mantén tu casa ventilada, una media hora a temprana hora y otra durante la tarde.
- Si tienes bebés y niños pequeños que pasan mucho tiempo en el suelo, lávales muy bien las manos y la cara varias veces al día.

3. Bisfenol A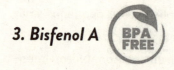

¡Hasta en la sopa caray! Literalmente hablando. El bisfenol A es un tipo de químico con el que hacen algunos plásticos. Es uno de los más usados en el mundo y también es un disruptor endocrino. Se trata de un material que podemos encontrar en muchos productos de nuestra vida diaria. Entra en nuestro organismo por ingestión, inhalación o contacto, y al hacerlo, nos enferma poco a poco.

Forma parte de la familia de los fenoles y su apodo es BPA. Al enemigo hay que conocerlo para identificarlo y mantenerlo "lejecitos". ¿Dónde lo encontramos?

- Botellas de agua
- Termos
- Biberones
- Envases de alimentos
- Utensilios de cocina
- Juguetes
- Chupones
- Recubrimientos de latas de alimentos y bebidas
- Papel térmico como el que se utiliza en los tickets de compra

Diferentes personas suelen señalarme cuando doy conferencias que, si tenemos casi 100 años usando plástico con PBA y fuera tan tóxico como lo afirmo, ya se habrían muerto millones de personas. Por supuesto, no se trata de un raticida, que al ingerirlo te mueres en horas, pero sí es una sustancia que poco a poco envenena nuestros cuerpos y también al planeta.

2. CON LAS HORMONAS NO SE JUEGA

¿Cómo? Por ejemplo, si tú tienes un topper de plástico en el refrigerador y quieres calentar rápido la comida que contiene, lo más seguro es que lo pongas en el microondas, ¿verdad? Si tienes un hijo pequeño y le gusta la leche caliente, ¿la calientas y luego se la pones al biberón o metes al biberón con la leche al micro? El calor de las microondas sobre estos materiales, libera el BPA. Esa es una de las típicas formas en las que el bisfenol A o BPA migra a tu cuerpo y al de tu familia.

Millones de toneladas de plástico con BPA van a dar a los tiraderos a cielo abierto, ahí, al descomponerse, no solo contaminan el suelo, sino que se filtran a las aguas subterráneas y contaminan nuestras fuentes de agua potable. Tanto la producción como la descomposición del plástico liberan gases de efecto invernadero y contribuyen al cambio climático. La descomposición del plástico puede tardar cientos de años, lo que significa que los plásticos que hemos desechado desde su invención a la fecha van a seguir contaminando a las siguientes generaciones.

No podemos hacer nada para detener la industria del plástico y nuestra dependencia a él, pero lo que sí podemos hacer es reducir nuestra compra y nuestra exposición y proteger a nuestra familia. También podemos hacernos responsables de que el plástico que llegue a nuestras casas no se vaya a la basura, sino a los centros de acopio, como lo veremos más adelante.

En la parte inferior de la mayoría de los productos de plástico verás el símbolo del reciclaje que es un triángulo formado por tres flechas. Los plásticos que generalmente no contienen BPA (Bisfenol A) están marcados con los códigos de reciclaje con los números 1, 2, 4 y 5. Esto lo vamos a analizar con más detenimiento en el capítulo 5.

¿Crees que valga la pena comprar contenedores de comida que estén hechos de vidrio o da igual seguir usando artículos de plástico que te contaminan? Si vas a ser padre o madre dentro de poco tiempo, ¿te gustaría buscar biberones y chupones libres de BPA o prefieres intoxicar a tu bebé con esos biberones de plástico de mala calidad? Después de saber esto, ¿seguirías conservando tu lindo termo de plástico o cambiarias a uno de acero inoxidable?

La buena noticia es que, gracias a que hay muchos consumidores informados, cada vez más fabricantes han optado por desarrollar productos de plástico libres de BPA, y esto lo puedes encontrar en letras grandes en sus etiquetas.

ECO-TIPS

- Para guardar alimentos y bebidas, compra solamente objetos de plástico que digan "libre de BPA". OJO: si el plástico tiene un código de reciclaje 3 o 7, lo más seguro es que contenga bisfenol A.
- Tanto el biberón como el chupón de tu bebé suele contener estos químicos. Existen opciones libres de BPA.
- No pongas en el microondas ni en la lavadora de trastes los objetos de plástico en los que comes. Estos procesos térmicos hacen que el bisfenol A se filtre en los alimentos.
- Evita al máximo posible los alimentos enlatados, muchas latas tienen un recubrimiento de BPA.
- Cambia tus toppers de plástico por toppers de vidrio y revisa que la tapa plástica sea libre de BPA.
- No le des de comer a tus bebés e hijos pequeños comida caliente en platos de plástico, a menos que diga ser libre de BPA.
- Si no lo necesitas, no aceptes el comprobante de compra y pide que lo tiren. No guardes tickets en cualquier lugar de tu casa o bolsa.
- No tomes agua en botellas de plástico, usa termos. No reutilices las botellas de plástico de agua.

Haz la prueba de fuego: toma un ticket de compra de tu cartera. Pon fuego debajo de él, ya sea con un cerillo o un encendedor lo suficientemente lejos para calentarlo. Verás cómo se pondrá negro. Es la reacción del bisfenol- A al calor. ¿Si no necesitas el ticket de compra, estarías dispuesto a decirle al cajero que no te lo dé o prefieres guardarlo en tu cartera por si lo necesitas, aunque sea tóxico?

4. Triclosán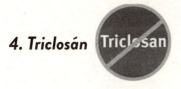

El agua, el aire y la limpieza son
los principales productos de mi farmacia.
NAPOLEÓN BONAPARTE

A nadie le gusta estar en contacto con bacterias o virus. Mucho menos después de que el COVID-19 nos pusiera en el radar a ese pequeño mundo invisible que tiene el poder de matarnos. Antes de los años 50 no existían los desinfectantes que hoy tenemos a la mano. Gracias al boom de la revolución química, se patentaron dos sustancias de laboratorio que se convirtieron en lobos vestidos de ovejas. En los años 70 entraron a los hospitales dos químicos con las siguientes propiedades "mágicas": desinfectar y conservar.

Se trata de dos sustancias de la familia de los fenoles: triclosán y triclocarbán. Fue tan buena su acción que se salieron de los hospitales y se pasaron a las casas viajando adentro de jabones para manos, principalmente líquidos; y del jabón para manos se pasó a más de 2,000 productos de uso diario:

- Antitranspirantes, desodorantes y talcos para combatir el mal olor.

- Diferentes jabones líquidos y en barra, incluidos los que son para las manos.
- Lociones, cremas y champús.
- Productos que se usan para después de afeitarse.
- Gel antibacterial.
- Desinfectantes para superficie.
- Lavaplatos.
- Detergentes para lavar ropa.
- Suavizantes de ropa.
- Pastas dentales.
- Fibras textiles.
- Juguetes.
- Utensilios de cocina como tablas de picar.

¿Por qué digo que son lobos vestidos de ovejas? En realidad, no lo digo yo, lo dijeron en 2017 más de 200 científicos y profesionales de la medicina de diferentes partes del mundo, quienes se reunieron para advertirnos de los peligros de estar expuestos a estas dos sustancias. En ese encuentro redactaron lo que se conoce como la *Declaración de Florencia sobre Triclosán y Triclocarbán*, en la que se enuncian los siguientes puntos:

- No hay evidencia de que el uso de triclosán o triclocarbán mejore la salud del consumidor o del paciente ni de que prevenga enfermedades.
- Utilizados en productos de consumo, terminan en el medio ambiente y se han detectado en una amplia variedad de matrices en todo el mundo.
- Persisten en el medio ambiente y son una fuente de compuestos tóxicos y cancerígenos, incluidas dioxinas, cloroformo y anilinas cloradas.

2. CON LAS HORMONAS NO SE JUEGA

- Sus productos y subproductos de transformación se bioacumulan en plantas y animales acuáticos, y el triclosán se encuentra en la sangre humana y en la leche materna.
- Los seres humanos están expuestos al triclosán y al triclocarbán a través del contacto directo con productos de cuidado personal y de otras fuentes, incluidos alimentos, agua potable y polvo. Se ha detectado triclosán en la orina de la mayoría de los seres humanos analizados.
- Son disruptores endocrinos y están asociados con impactos reproductivos y de desarrollo en estudios con animales e *in vitro*. Las posibles implicaciones para la reproducción y el desarrollo humanos son motivo de preocupación y merecen más estudio.
- La exposición al triclosán puede aumentar la sensibilidad a los alérgenos.
- El uso excesivo de triclosán puede contribuir a la resistencia a los antibióticos/antimicrobianos y puede modificar el microbioma.
- Varias autoridades, incluida la FDA, han restringido el uso de triclosán y triclocarbán en ciertos tipos de jabones.

De manera complementaria a esa declaración, el Instituto Nacional de Ciencias de la Salud Ambiental de Estados Unidos, escribió lo siguiente: **"Hacemos un llamado a la comunidad internacional para que limite la producción y el uso de triclosán y triclocarbán, y cuestione el uso de otros antimicrobianos. Instamos a los científicos, gobiernos, fabricantes de productos químicos y productos, organizaciones de compras, minoristas y consumidores a tomar las medidas recomendadas a continuación".**[14]

---

14 Instituto Nacional de Ciencias de la Salud Ambiental, *Environmental Health Perspectives (EHP)*. Perspectivas de salud ambiental, volumen 125. Número 6. CID: 064501. https://doi.org/10.1289/EHP1788

¿Quieres seguir con tu jabón, que elimina 99 % de las bacterias, aunque te intoxique o estarías dispuesto a buscar un jabón que además de que te limpie esté libre de químicos antibacteriales? ¿Crees que sea necesario utilizar prendas textiles que tengan un recubrimiento antibacterial para oler menos a sudor o prefieres usar ropa de fibras naturales?

ECO-TIPS

- Observa las etiquetas de los jabones en barra y líquidos que lleves a tu casa, así como de la pasta de dientes y busca si contiene entre sus ingredientes triclosán o triclocarbán.
- Busca y opta por las marcas que en sus etiquetas digan: "Libre de triclosán".
- Debido a que la exposición de nuestra piel al triclosán es la mayor fuente de exposición a estos bactericidas, trata de buscar opciones que no lo contengan. Sin embargo, reducirlo a cero será casi imposible. Cada vez que te laves las manos en un lugar público, el jabón lo contendrá. Procura enjuagarte muy rápido y muy bien.
- Si estás embarazada o lactando, lo mejor es que reduzcas tu exposición a estos químicos, ya que tienen la capacidad de que, una vez en la sangre, pueden atravesar la placenta y llegar a tu hijo en desarrollo. Se han detectado triclosán y triclocarbán en muestras de leche humana.

5. Parabenos

De los parabenos se dice como del novio que no conviene: "¡Está guapísimo! Pero tiene un defecto, le encanta jugar con tus hormonas, en es-

2. CON LAS HORMONAS NO SE JUEGA

pecial con las hormonas sexuales". ¿Te ha tocado abrir el frasco de algún cosmético o limpiador que compraste en el supermercado o farmacia, y darte cuenta de que está lleno de hongos, huele horrible y está a todas luces, echado a perder? Estoy segura de que con muy poca frecuencia. Esto es gracias a los parabenos.

Los parabenos ayudan a que lo que compramos tenga vida de anaquel, que dure lo más posible desde que sale de la fábrica hasta llegar a tu casa, pasando por horas de transporte, ya sea en barcos, trenes o carreteras; para llegar después a las bodegas, y luego, a los supermercados y farmacias. La vida de estos productos hasta que se terminan podría ser, en algunos casos, de varios años, de ahí la importancia de estos químicos. Ellos logran que el producto no se pudra, que no se eche a perder, por eso estamos expuestos a ellos necesariamente en los productos cosméticos, medicinas y alimentos.

Se trata de una familia de conservadores de la que se habla mucho, pero no todo es bueno. La familia de los parabenos es doble cara, por un lado, en su rostro público, son muy populares, son muy baratos, no saben ni huelen y son incoloros, por lo que no alteran las propiedades y la solidez de las fórmulas. Sin embargo, tienen también un rostro oculto, oscuro y tóxico.

A los parabenos se les ha vinculado con cáncer de mama, es decir, se les ha visto juntos, al tumor y al parabeno, en la sala del patólogo. No se ha demostrado una relación de causalidad, en otras palabras, no se ha logrado demostrar que el parabeno es causante directo del cáncer, pero sí se ha logrado mostrar una importante correlación: la presencia de ambas cosas suele darse junta.

En la revista de *Toxicología Aplicada* (divulgación de estudios científicos), hay una gran cantidad de investigaciones sobre este hecho.

INTELIGENCIA NATURAL

Cito aquí la realizada por Philippa D. Darbre y Philip W. Harvey, ambos profesores de la Universidad de Reading en Reino Unido: **"Se ha medido que los parabenos están presentes en 99 % de las muestras de tejido mamario humano, poseen actividad estrogénica y pueden estimular la proliferación sostenida de células de cáncer de mama humano en concentraciones mensurables en la mama"**[15].

Formular un producto cosmético, y lo digo por experiencia como creadora de una línea artesanal de productos de aseo personal, es todo un reto. Estar seguros de que el producto que saldrá a la venta tendrá suficiente vida de anaquel y no se va a echar a perder sin usar parabenos, no es fácil. Afortunadamente, hay opciones de conservadores considerados seguros: benzoato de sodio, ácido benzoico, citrol K y algunos otros; solo hay que ponerse a estudiar y hacer las mezclas adecuadas, ya que hay que ponerle un par de conservadores a la fórmula. 98 % de los productos contienen parabenos como conservador. ¿Estarías dispuesto a fijarte en la etiqueta qué tipo de parabeno usa? ¿O prefieres usar cualquier tipo de parabeno? ¿Estarías dispuesto a buscar marcas libres de parabenos o prefieres continuar como hasta ahora sin poner atención a ello?

---

15 Philippa D. Darbre y Philip W. Harvey, "Parabenos pueden habilitar sellos y características del cáncer en células epiteliales de mama humana: una revisión de la literatura con referencia a nuevos datos de exposición y estado regulatorio", en *Revista de Toxicología Aplicada*. Volumen 34. Número 9. Publicado por primera vez: 22 de julio de 2014.

2. CON LAS HORMONAS NO SE JUEGA

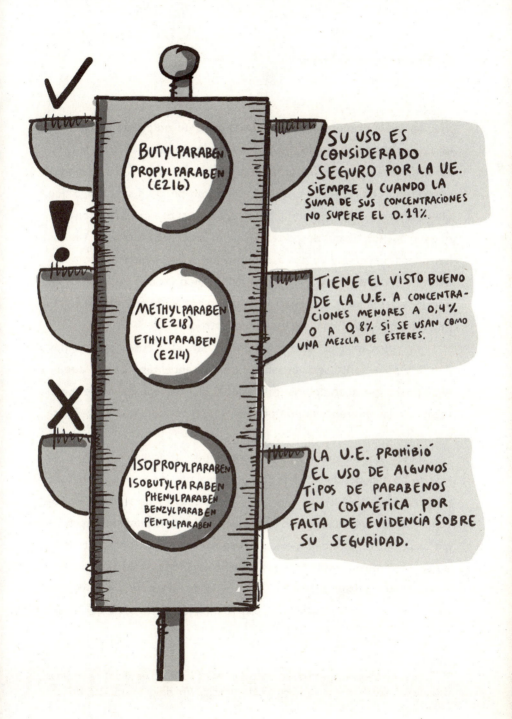

6. Protectores solares

¿Recuerdas la primera vez que viste el mar? Yo no puedo precisar mi edad la primera vez que lo hice, pero debía tener alrededor de 5 años, cerca de 1970. Fue en Rincón de Guayabitos, Nayarit. Voy a ser sincera: no tengo un recuerdo claro del mar como tal, pero sí hay algo que quedó anclado en mi memoria. Era muy temprano, aún estábamos durmiendo cuando fuimos despertados por unos quejidos extraños. Mis dos hermanos mayores y yo nos asomamos entre las persianas de madera del búngalo. Una tortuga caguama había caído en una trampa puesta por unos pescadores. Era enorme. Estaban acabando con su vida a golpes con unos palos. Fue una escena monstruosa.

En esos años no había consciencia de muchas cosas, como la hay ahora, y poca gente se cuestionaba o se escandalizaba de eso que vi. Muy pocos hablaban del maltrato animal, del cuidado del planeta, del respeto a las diferencias o de protegerse del sol para que no te diera cáncer.

Hoy, en la era en la que estamos "súper" informados, se registran más de 1.5 millones de casos de cáncer de piel por año en el mundo, todo por no protegerse adecuadamente de las radiaciones ultravioleta que nos llegan del sol. De acuerdo con la *Fundación Mexicana para la Dermatología*[16], solo uno de cada diez mexicanos usa algún producto para protegerse del sol. Yo creo que los otros nueve que no se cuidan, es porque no saben que cada año se diagnostican 130,000 casos de cáncer de piel en nuestro país, y las personas más afectadas son las mujeres menores de 40 años.

---

16 Fundación Mexicana para la Dermatología AC. (2019, 26 de junio). Mexicanos deben usar bloqueador solar. Recuperado de https://fmd.org.mx/mexicanos-bloqueador-solar/

DEL SOL RECIBIMOS RADIACIÓN ULTRAVIOLETA DE DOS TIPOS: LOS RAYOS UVA Y UVB:

- Los rayos UVA penetran profundamente en nuestra piel hasta alcanzar la dermis; estos provocan cáncer de piel y fotoenvejecimiento.
- Los rayos UVB solo llegan a las capas superficiales de la piel, y son causantes de que nuestra piel se ponga colorada o bronceada, y en el peor de los casos, en una quemadura solar.

Yo sé que no podemos evitar exponernos a los rayos del sol, de hecho, necesitamos hacerlo de manera frecuente para fabricar vitamina D. Pero hay que tener cuidado, la exposición al sol que podemos permitirnos de manera libre y sin protección, debe darse cuando la radiación es poco agresiva; es decir, en las primeras horas de la mañana y en las últimas de la tarde, antes de que se ponga el sol. En tu celular puedes monitorear minuto a minuto cómo está la intensidad de estos rayos, ¿lo sabías? En la parte inferior de la app que te da la temperatura de tu lugar de ubicación, encontrarás esta valiosa información.

La realidad es que se nos olvida, nos da flojera o no consideramos necesario protegernos del sol todos los días, incluso, quizá lo hacemos únicamente cuando vamos al mar o a la alberca. ¿Sabes qué?, además de ponernos lentes, sombrero y ropa que nos cubra, ponernos bloqueador es la única manera de cuidar nuestra piel de un posible cáncer cuando los rayos UVA están en su máxima expresión.

A ver... Un momento... Te preguntarás: "¿Qué es lo que me tengo que poner?, ¿bloqueador o protector?" Normalmente usamos estos términos de manera indistinta, pero no son lo mismo, hay diferencias muy importantes y las tienes que saber.

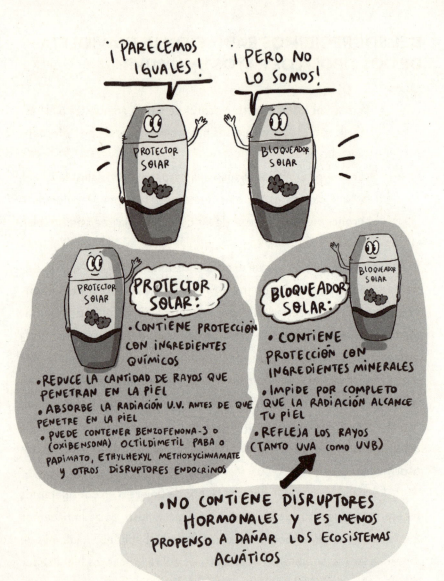

Los bloqueadores con filtro físico son muy sencillos de conseguir, búscalos en las farmacias dermatológicas y en las tiendas en línea. ¿Por qué son la mejor opción? Por dos razones: no son disruptores endocrinos, así que no nos van a enfermar y tampoco causarán daño al medio ambiente.

2. CON LAS HORMONAS NO SE JUEGA

Estos bloqueadores, también conocidos como bloqueadores solares minerales, están hechos principalmente de dos ingredientes: óxido de zinc y dióxido de titanio.

¿Por qué la insistencia de no usar protector solar con filtros químicos que contienen disruptores hormonales?

Este es el resultado de un estudio científico realizado en Barcelona el pasado 2023: **"El Instituto de Diagnóstico Ambiental y Estudios del Agua (IDAEA-CSIC) detectó, por primera vez, 11 compuestos químicos en la sangre del cordón umbilical de 69 bebés recién nacidos de Barcelona. Entre ellos se encuentran algunos filtros ultravioleta (UV) utilizados en las cremas solares y parabenos de amplio uso en cosmética, ambos posibles causantes de efectos adversos en las etapas tempranas del desarrollo fetal e infantil. Estos resultados demuestran la transferencia de dichos compuestos entre la madre y el feto a través de la barrera placentaria"**[17].

Por otro lado, los protectores solares con filtros químicos se acumulan en el agua de ríos y mares, esto es preocupante: "¿Sabías que se calcula que cada año se depositan en el océano 14,000 toneladas de cremas solares? Lo peor de todo es que gran parte de esos protectores solares traen consigo sustancias químicas nocivas que afectan al ciclo reproductivo de los corales, dañan el ADN y empeoran los efectos del blanqueamiento del coral".[18]

---

17 Arroyo, Alicia / IDAEA-CSIC Comunicación. *Detectan compuestos químicos de productos de cuidado personal en muestras de cordón umbilical.* Barcelona, 22 de mayo del 2023 https://idaea.csic.es/wp-content/uploads/2023/05/20230523_NdP_-Contaminantes-cordon-umbilical_ESP.pdf

18 Coral Reef Alliance. ¿Cómo proteger los arrecifes de coral en el día de la tierra? 04.20.2022 https://coral.org/es/blog/como-proteger-los-arrecifes-de-coral-en-el-dia-de-la-tierra%ef%bf%bc/

Te preguntarás, ¿y a mí o a mi familia en qué nos afecta que los corales vivan o mueran?

- **Biodiversidad:** los corales son el hogar de una cuarta parte de todas las especies marinas, lo que los convierte en uno de los ecosistemas más biodiversos del planeta.
- **Alimentación y economía:** cientos de millones de personas en todo el mundo dependen de los arrecifes de coral para obtener alimentos y trabajos.
- **Protección costera:** los arrecifes de coral proporcionan una barrera natural contra las tormentas y la erosión, protegiendo las costas y las comunidades costeras.
- **Cambio climático:** los arrecifes de coral juegan un papel crucial en la captura y almacenamiento de carbono, ayudando a mitigar el cambio climático. La pérdida de los corales puede acelerar el cambio climático.

Vamos a suponer que te has convencido de cuidar tu piel de las radiaciones ultravioleta después de haber leído esto. ¿Optarías por comprar algo que sea de marca conocida, de fácil aplicación, que huela rico y de buen precio, aunque sea tóxico o buscarías un bloqueador con filtro mineral? ¿Crees que vale la pena cuidar los corales o es algo que te es intrascendente?

ECO-TIPS

- Evita este químico que aparece con diferentes nombres en los ingredientes impresos en las etiquetas: benzofenona-3, oxibenzona o BP-3 y octinoxanato.
- Reconocidos por la FDA como eficientes y seguros, busca que tu bloqueador tenga estos dos ingredientes: óxido de zinc

2. CON LAS HORMONAS NO SE JUEGA

o dióxido de titanio. Y no, no te preocupes, tu cara no quedará blanca como Geisha, ahora las formulaciones dejan un acabado natural.

- Se trata de protegerte a ti y a tu familia, sé cuidadoso cada vez que vayas a comprar un producto para cuidarte de los daños del sol. También puede haber "engaño verde" en el diseño de las etiquetas y en la publicidad.
- Busca que el bloqueador que vayas a comprar tenga certificación natural o ecológica reconocida. Las certificaciones cuestan dinero. Hay muchos pequeños empresarios que no tenemos los recursos para pagar una certificación, pero es importante que busques productos de uso diario que estén realmente comprometidos con tu salud y la del medio ambiente.

7. Ftalatos

¿Sabías que en tu hogar y tu rutina diaria convives con un enemigo invisible, pero potencialmente peligroso? Este intruso es apodado como "producto químico de todas partes". Los ftalatos, esos silenciosos disruptores hormonales, se esconden en productos tan comunes como juguetes, envases de alimentos, cosméticos y en tus fragancias favoritas. Se trata de una familia de compuestos químicos que se utilizan comúnmente como aglutinantes, disolventes y plastificantes. Esto último significa que se agregan a plásticos para hacerlos más flexibles y resistentes.

Otras exposiciones frecuentes provienen del uso de ftalatos en empaques de alimentos, toppers, detergentes, ropa, muebles, barnices de uñas, pisos de vinilo, inflables para la alberca, plásticos automotrices, incluso en la manguera de tu jardín. Los ftalatos también se agregan a los artículos de cuidado personal como champú, jabón, laca para el cabello y cosméticos para que las fragancias duren más. Digamos que es el pegamento que le ponen a la fragancia sintética para que se adhiera al resto de los ingredientes del producto en cuestión, por ello cada vez se insiste más en usar productos de cosmética y de aseo personal libres de fragancia. Sin embargo, es importante tener en cuenta que no todos los perfumes contienen ftalatos, y algunos fabricantes optan por formular sus productos sin ellos debido a las preocupaciones sobre la salud.

El problema con los ftalatos en fragancias es que pueden ser inhalados o absorbidos por la piel, lo que aumenta nuestra exposición a estos compuestos. Se ha puesto especial atención a la necesidad de que las mujeres embarazadas minimicen su exposición a los ftalatos para contribuir a la salud del niño por nacer, ya que se ha encontrado una relación entre los nacimientos prematuros y la exposición a los ftalatos.

El doctor Leonardo Trasande, director de pediatría ambiental de Langone Health de la New York University en Estados Unidos, es conocido por sus investigaciones sobre los disruptores endocrinos en Estados Unidos y los costos que implican para el sistema de salud: **"Los ftalatos son sustancias químicas sintéticas ampliamente utilizadas en productos de consumo y se ha identificado que contribuyen al parto prematuro"**.[19]

Quizás creas que, para un bebé que nació prematuro, es suficiente con sobrevivir a sus primeras semanas en las que su situación es más delicada, y con eso el problema se terminó. Sin embargo, esto no es así, las consecuencias de haber nacido prematuro por culpa de los ftalatos o por cualquier otro disruptor hormonal, pueden verse refleja-

---

19 "Exposición prenatal a ftalatos y resultados adversos del parto en Estados Unidos: un análisis prospectivo de los nacimientos y estimaciones de la carga y los costos atribuibles", en *The Lancet*, volumen 8, número 2, E74-E85, febrero 2024 https://www.thelancet.com/journals/lanplh/article/PIIS2542-5196(23)00270-X/fulltext

2. CON LAS HORMONAS NO SE JUEGA

das en muchas enfermedades y problemas de conducta, incluso hasta la vida adulta.

¿Cómo te sentirías más seguro? ¿Eligiendo productos comprometidos con tu salud o aquellos convencionales que podrían contener ftalatos? Sabiendo que los ftalatos se utilizan comúnmente para retener los aromas artificiales, ¿te inclinarías hacia productos con fragancias naturales o aquellos con fragancias sintéticas? ¿Elegirías productos de plástico o buscarías alternativas como vidrio, acero inoxidable o cerámica para reducir la exposición a los ftalatos? ¿Preferirías hacer tus propios productos de limpieza y cuidado personal con ingredientes naturales o comprar productos comerciales que puedan contener ftalatos?

ECO-TIPS

- **Lee las etiquetas.** Revisa cuidadosamente las etiquetas de los productos que compras, especialmente cosméticos, productos de cuidado personal, juguetes y envases de alimentos. Busca productos etiquetados como "libres de ftalatos" o que indiquen que no contienen fragancias artificiales. No llenes de perfumes a tus hijos pequeños.
- **Opta por lo natural.** Elige productos naturales y orgánicos siempre que sea posible. Muchos productos naturales están formulados sin ftalatos ni otros químicos dañinos.
- **Evita fragancias sintéticas.** Elige productos sin fragancias artificiales o escoge opciones con fragancias naturales, ya que los ftalatos se utilizan a menudo para retener los aromas en fragancias sintéticas.
- **Reduce el uso de plásticos.** Limita el uso de plásticos en tu hogar, especialmente aquellos que puedan contener ftalatos, como envases de alimentos y recipientes de plástico. Opta

por alternativas como vidrio, acero inoxidable o cerámica. ¡Cuidado con los juguetes para tus hijos!
- **Ventila tu hogar.** Mejora la ventilación en tu hogar para reducir la acumulación de químicos en el aire interior. Abre las ventanas con frecuencia para permitir la entrada de aire fresco.
- **Lava tus manos.** Hazlo con regularidad, especialmente después de manipular productos que puedan contener ftalatos, como juguetes de plástico o envases de alimentos.
- **Haz tus propios productos.** Considera fabricar tus productos de limpieza, cosméticos y fragancias utilizando ingredientes naturales y seguros. Hay muchas recetas disponibles en línea. Lo bueno es que también hay muchas marcas mexicanas que nos ofrecen limpiadores libres de químicos tóxicos. Te espero en mis redes sociales para platicar de ellas.

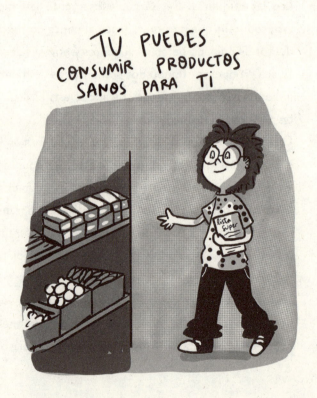

8. Pesticidas e insecticidas

Un superhéroe llegó al mundo en 1939 con la promesa de eliminar el hambre matando las plagas en el campo, así como insectos portadores del paludismo, fiebre amarilla y otras enfermedades. ¡Sus resultados fueron espectaculares! Pero mientras mataba las plagas y los moscos, iba dejando un daño y contaminación que, en esos inicios no se supo calcular y que persiste hasta el día de hoy. Estamos hablando del DDT (dicloro difenil tricloroetano).

La publicación de un libro revolucionario en 1962 hizo tambalear el poderío del DDT. **Primavera silenciosa** de la bióloga norteamericana Rachel Carson, no solo ayudó al inicio del movimiento ambientalista moderno, sino que fue la primera en desenmascarar al DDT por sus efectos en los humanos: problemas reproductivos, riesgos cancerígenos, disruptor hormonal, neurotoxicidad, impacto en el sistema inmunológico.

El DDT fue introducido en México a principios de la década de 1940 "gracias" a la Fundación Rockefeller y se dejó de usar por completo en el año 2000. En Estados Unidos fue prohibido en 1972 para la agricultura, pero su uso para el control de mosquitos en interiores fue eliminado hasta el 2001. Se fue el DDT, pero llegó el glifosato. ¿Para qué se usa? Para eliminar "yerba mala" o maleza en la agricultura. No solo se utiliza como herbicida en la agricultura intensiva, también en espacios públicos como parques y jardines, en campos de golf y en millones de hogares que tienen áreas verdes.

La fiesta del debate científico y político, así como los grandes intereses económicos de trasnacionales, ha comenzado. Hoy por hoy no hay una opción saludable que sustituya al glifosato para su uso intensivo

INTELIGENCIA NATURAL

y que tenga un costo que convenga a los agricultores. A este remedio que no han encontrado le llaman: "El Santo Grial".

Más de 100,000 artículos científicos han ido y venido para alertar de posibles efectos secundarios como diversos tipos de cáncer, problemas reproductivos, enfermedades neurológicas como la esclerosis lateral amiotrófica (ELA), o la disrupción endocrina, entre otros; solo para concluir que no hay suficientes evidencias.

Somos millones de seres humanos en el planeta y hay que alimentarnos. La agricultura industrializada tiene una fuerte dependencia de pesticidas, herbicidas e insecticidas para lograrlo. Pero ¿a qué costo? Sin hambre ¿pero enfermos? ¿Y los organismos vivos? ¿Y el daño al medio ambiente? ¿No hay opciones?

El gobierno de México trató de eliminar la importación del glifosato y su uso, pero perdió la batalla. No entraremos en temas políticos, ya que no es la idea de esta publicación. Veamos entonces qué podemos hacer.

ECO-TIPS

- Definitivamente, no podremos controlar el glifosato que ponen en los campos o en los parques públicos, pero si vas a comprar un herbicida para tu casa, ¡ya lo sabes! Que no sea glifosato y ¡por Dios!, busca opciones de bio herbicidas si quieres hacer algo en tu jardín.
- Una manera efectiva de eliminar el herbicida de las frutas y verduras compradas en el supermercado es lavarlas adecuadamente. Se recomienda lavar las frutas y verduras bajo agua corriente y frotar suavemente la superficie con las manos o un cepillo de cerdas suaves. Después de esto, hay que usar una solución de agua y vinagre o bicarbonato de sodio para ayudar a eliminar los residuos de herbicida. Es importante

2. CON LAS HORMONAS NO SE JUEGA

enjuagar bien después de aplicar cualquier solución y secar las frutas y verduras antes de consumirlas.

- Las frutas y verduras que son más porosas o tienen piel delgada tienden a ser más susceptibles a la absorción de pesticidas. Algunas de las frutas y verduras más sensibles: fresas, espinacas, uvas, manzanas, duraznos, peras, tomates y apio.
- Puedes también comprar frutas y verduras orgánicas que no usan pesticidas. Si yo sé, normalmente son más caras... Pero quizás ahorrando en otros rubros de tu gasto mensual puedas equilibrar el presupuesto.
- Pelado: pelar frutas y verduras ayuda a reducir los residuos de pesticidas en la piel, aunque también puede eliminar algunos nutrientes y fibra.
- Cosecha en casa: considera tener un pequeño huerto en casa, aunque sea en macetas. En mi azotea yo tengo en maceta muchas hierbas aromáticas, chiles, árboles frutales y algunas verduras. Mi maestra ha sido Alice Oriani de @flor.asfalto en Instagram, es la mejor de México para enseñarte sobre huertos en casa y mil cosas más.

Pesticidas e insecticidas cuyo uso y regulación puede variar dependiendo del país y de las leyes locales, pero que están en la lista de los disruptores endocrinos, son muchísimos y abundan las marcas.

NO ME MOLESTES MOSQUITO

El problema de las enfermedades que transmiten los moscos y zancudos es grave. En muchas ocasiones tenemos que usar insecticida adentro de la casa. No podemos prohibir que las familias que viven en climas tropicales o cerca de criaderos de mosquitos se protejan con insecticidas, la clave está en saber usarlos para que nos protejan de los moscos; pero al mismo tiempo nos afecten lo menos posible.

No sé por qué tenemos esa resistencia a leer los instructivos. Por supuesto que los insecticidas que podemos usar en nuestro hogar cuentan con regulaciones gubernamentales para su uso, pero eso no nos protege si los usamos mal. En las recomendaciones de aplicación de este tipo de productos se pide que cerremos ventanas y puertas, apliquemos el insecticida (yo me pongo una mascarilla mientras lo aplico, que la verdad es muy pocas veces) y dejemos que trabaje en la habitación durante media hora; después ventilemos muy bien el área (si hay ventanas, por supuesto, con el uso de mosquitero).

El uso de insecticidas puede tener efectos secundarios en la salud humana si se inhala en grandes cantidades o si se usa de manera indebida, que es lo que muchas personas hacen. Los ingredientes activos de este tipo de productos contienen estos dos piretroides: permetrina y tetrametrina con propiedades insecticidas que permiten controlar las plagas de manera eficaz. Pero también pueden ser tóxicos para la salud humana y provocar irritación respiratoria, alergias, dolores de cabeza y, en casos extremos, envenenamiento si se ingieren o se absorben en grandes cantidades a través de la piel. Hay que leer los instructivos y tomar las precauciones que recomienda el fabricante.

Y sí, algunos ingredientes activos presentes en productos insecticidas comerciales han sido identificados como disruptores endocrinos. Tal es el caso de los piretroides.

HAY QUE USAR EL SENTIDO COMÚN

- Al momento de aplicar el insecticida, evita que entre en contacto directo con alimentos, utensilios de cocina, superficies

2. CON LAS HORMONAS NO SE JUEGA

de preparación de alimentos y áreas donde estén niños y mascotas. Tampoco lo apliques sobre camas y sillones.

- Mantén a los niños y mascotas fuera del área tratada hasta que el insecticida se haya secado completamente y el área haya sido ventilada.
- Lávate las manos y cualquier área expuesta después de manipular el producto.
- Almacena el insecticida en un lugar seguro, fuera del alcance de los niños y mascotas.
- Siempre es recomendable considerar el uso de métodos de control de plagas menos tóxicos y no químicos cuando sea posible.
- Mantén puertas y ventanas cerradas durante las horas de mayor actividad de los mosquitos: muy temprano en la mañana y durante la noche. No te olvides de colocar mosquiteros en todas tus ventanas.

ES NECESARIO CONOCER AL ENEMIGO

- Las hembras son las que nos pican, necesitan nuestra sangre como fuente de proteínas para desarrollar sus huevos.
- No solo pican a los humanos, también a ciertos mamíferos, aves y reptiles.
- Su mayor actividad es a primeras horas de la mañana y primeras horas de la tarde.
- Descansan durante el día en áreas frescas y sombreadas, también donde hay vegetación. Pero los del género Aedes son activos durante el día.
- Dependen del agua para completar su ciclo de vida. Ahí se aparean machos y hembras para después depositar sus huevos en

el agua, y cuando se convierten en larvas, se alimentan de la descomposición del agua estancada que es la que más les gusta.

- Se guían por nuestro olor corporal, temperatura y por el dióxido de carbono que despedimos cuando exhalamos.
- ¿Por qué hay algunas personas que son más atractivas para los mosquitos que otras? Hay quien dice que es por el tipo de sangre, les gusta más el tipo O. También por el olor corporal, en realidad es algo que aún no se comprende completamente.
- Se "esconden" en los lugares de tu casa donde tienen protección y humedad: detrás de muebles y cortinas, persianas, armarios, marcos de ventanas y puertas; así como en las esquinas de las paredes, debajo de tu fregadero y en tus plantas de interior. Pero donde más les gusta estar es donde hay agua estancada.
- Los moscos del género Aedes nos contagian el Dengue, Chikungunya y Zika. Son los más agresivos y prefieren la sangre humana. Viven en zonas urbanas y residenciales.

ACEITE DE NEEM

El aceite de neem se ha utilizado durante mucho tiempo como un repelente natural de insectos debido a sus propiedades insecticidas. Además de repeler mosquitos, actúa como un inhibidor del crecimiento de las larvas. Yo lo utilizo en el repelente corporal de mosquitos de *immi México* que es de uso pediátrico y tenemos muchos años vendiéndolo con éxito.

En México, puedes comprar aceite de neem prensado en frío tanto en tiendas físicas como en línea. Cuida que sea puro y orgánico. Mucho cuidado con los insecticidas que emanan humo tipo incienso o de manera eléctrica, hay quien los coloca al lado de la cama de los niños para evitar que los mosquitos les piquen en la noche. Son altamente

2. CON LAS HORMONAS NO SE JUEGA

tóxicos para el aire que se respira y está relacionado con accidentes en el hogar tras haber sido ingeridos por niños pequeños y mascotas.

Después de conocer toda esta información acerca de los químicos que nos enferman (y los que faltan en las siguientes páginas), quizás te preguntes: **¿Qué están haciendo los países en el mundo para abordar los riesgos de los productos químicos industriales y de consumo?**

Hay un indicador de la Legislación Química creado por la Organización para la Cooperación y el Desarrollo Económico (OCDE)[20], que nos muestra claramente cuáles son los marcos legales establecidos por cada país para apoyar la seguridad de la salud humana y el medio ambiente. Y como diríamos en México: "Al puro ver, se ve". Con ver el mapa que aparece en línea de la nota 20 tienes la respuesta.

¿Quién es esta organización? La OCDE es considerada una organización confiable y respetada. Está compuesta por 37 países miembros y, su misión principal es promover un crecimiento económico más fuerte, más limpio y justo; así como la mejora del empleo y los niveles de vida. Su trabajo es respaldado por casi 60 años de experiencia y conocimientos.

México es miembro de la Organización para la Cooperación y el Desarrollo Económico (OCDE). Se unió a la organización el 18 de mayo de 1994, convirtiéndose en el miembro número veinticinco.

"Actualmente, no existe un consenso a nivel mundial sobre la regulación de los disruptores endocrinos. Dadas sus propiedades particulares de toxicidad y la diversidad de estas entre los diferentes químicos, es muy difícil establecer un umbral seguro de exposición".[21]

---

20 OCDE, Organización para la Cooperación y el Desarrollo Económico. ¿Qué están haciendo los países de todo el mundo para abordar los riesgos de los productos químicos industriales y de consumo? https://www.oecd.org/chemicalsafety/

21 Abellan, Alicia. *Los disruptores endocrinos: ¿qué son y cómo nos afectan?* IS Global Instituto de Salud Global Barcelona (2023) https://www.isglobal.org/healthisglobal/-/custom-blog-portlet/los-disruptores-endocrinos-que-son-y-como-nos-afectan-

¿Qué podemos hacer nosotros al respecto? ¿Irnos a vivir a la copa de un árbol en medio de la selva para no estar expuestos a ellos? ¡Imposible! Podemos conocerlos, ponerles límites, llevar un estilo de vida lo más sano posible, protegernos durante el embarazo en el caso de ser mujer en edad reproductiva, proteger al nonato y a los niños pequeños. Cuidar lo que comes, reduciendo la ingesta de comida enlatada y procesada. Lavando frutas y verduras para eliminar los pesticidas lo más que podamos. **¡Ah, y no olvides ventilar muy bien tu casa y tener a raya el polvo! Que es como un imán que atrae con fuerza a los contaminantes que entran a casa, especialmente, a los disruptores endocrinos.**

Una vez que tienes acceso a esta información, ¿preferirías ignorar la presencia de disruptores endocrinos en los productos cotidianos o estarías dispuesto a tomar medidas para evitar su exposición, buscando alternativas libres de estas sustancias?

¿Te inclinarías por mantener el estado actual en tus decisiones de compra o estarías abierto a explorar nuevas opciones para proteger la salud de tu familia? Mi invitación es a no permanecer indiferentes ante los riesgos potenciales de los disruptores hormonales, ¿estás listo para empoderarte y tomar el control de lo que llevas a tu hogar o quieres seguir expuesto sin poner límites a los disruptores hormonales?

3.

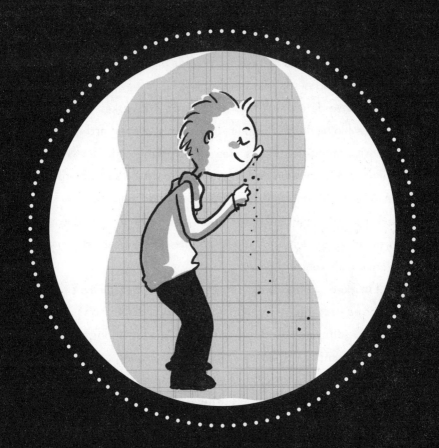

LOS SUCIOS SECRETOS DE LAS FRAGANCIAS Y COLORANTES ARTIFICIALES

LA IMPOSICIÓN DE LOS OLORES

¿Sabías que lo que olemos se memoriza siete veces más que lo que vemos? El olfato es el sentido más desarrollado y el más primitivo. Reside en el sistema límbico del cerebro que controla la conducta, la memoria y nuestras emociones.

La inhalación es la manera más rápida para absorber un químico. Las vías respiratorias superiores (nariz, boca, laringe y faringe) constituyen el punto de entrada más importante. El marketing olfativo lo sabe, y para ello ha desarrollado la aplicación de aromas artificiales para incidir positivamente en varios elementos de mercado: en la imagen de la marca, en la decisión de compra del cliente, en su opinión y en el rendimiento de los empleados; aunque yo lo dudo, porque estoy segura de que terminan sus jornadas con dolor de cabeza por oler todo el día esos aromas sintéticos. Se trata de una de las técnicas de marketing más silenciosas y sucias que hay.

El marketing olfativo es la mercadotecnia aplicada a los sentidos de una forma descarada. Un ejemplo muy claro de ello son las pequeñas máquinas difusoras de olores que están "perfumando" el ambiente de manera automática en hoteles, librerías, boutiques, baños, etcétera. Te imponen aromas químicos y no tienes escapatoria: lo hueles y, si te molesta, lo soportas o te sales de ese lugar. Cabe aclarar que muchas de estas marcas de fragancias pueden contar con certificaciones como las que otorga la Asociación Internacional de Fragancias IFRA[22] que revisa los químicos de esos deliciosos aromas. Pero no todas las marcas ofrecen esta seguridad. ¿Realmente consideras necesario llegar a un lugar y que huela a perfume?

---

22 IFRA. Asociación Internacional de Fragancias. https://ifrafragrance.org/es

3. LOS SUCIOS SECRETOS DE LAS FRAGANCIAS Y COLORANTES ARTIFICIALES

Estos son los argumentos de venta que puedes encontrar en internet:

- "El aroma puede ayudarte a conseguir nuevos clientes, tus ventas pueden subir como la espuma, ya que los prospectos percibirán valor en tu marca gracias a los aromas en tu negocio".
- "Los resultados demuestran que los clientes serán más felices, recordarán tu marca y se quedarán por más tiempo".
- "Somos los mejores diseñadores de aromas increíblemente deliciosos para: tiendas, hoteles, boutiques, restaurantes, bancos, casas y más".

Estos químicos sintéticos, en su dimensión de fragancia, también están presentes en el empaquetado de muchas marcas de lujo y de tecnología, como los celulares. Se colocan allí de manera deliberada para quedarse anclados en tu memoria y que los asocies con la emoción de abrir la caja y sacar el producto nuevo. Estas fragancias crean, entonces, una serie de condicionamientos cognitivos y sensaciones únicas.

Las fragancias artificiales están hasta en los pañuelos desechables y en el papel de baño. Las enfermedades que provocan son: asma, alergias, trastornos hormonales o problemas reproductivos; su exposición a ellos durante el embarazo y la primera infancia es peligrosa.

¿Te has cuestionado cómo es la calidad del aire adentro de tu casa? ¿A qué fragancias artificiales están expuestos tus seres queridos, incluidas las mascotas? ¿Usas aromatizantes artificiales? ¿Compras limpiadores, detergentes y suavizantes por su potente olor? ¿Te has puesto a pensar qué químicos tiene ese producto para la lavandería que promete que tu ropa, al enjuagarla con su marca, no va a oler a cebolla y a grasa luego de pasar horas cocinando? ¿Crees que eres inmune a los vapores que desprende esa vela hecha con cera derivada de petróleo y ese fuerte aroma que está tan de moda?

Las empresas suelen emplear el término "fragancia" para encubrir ingredientes bajo la justificación de ser "secretos comerciales". Además, la denominación "fragancia" oculta sensibilizadores, componentes alergénicos que pueden desencadenar asma, estornudos, dolores de cabeza y dermatitis de contacto.

¿Sabías que los humanos tenemos una membrana llamada pituitaria en nuestras cavidades nasales, que se encarga principalmente de limpiar el aire y captar olores? Las fragancias sintéticas hacen trabajar intensamente a nuestra pituitaria. Esto puede llevar a que se sature, se distorsione, incluso puede hacernos sentir mareados o molestos.

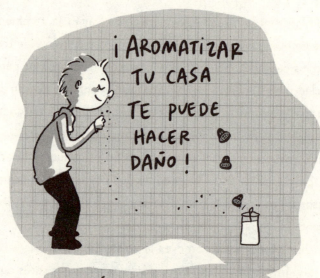

¡Aromatizar tu casa te puede hacer daño!

Detrás de una fragancia sintética se esconden ftalatos, formaldehído, benceno, etc.

Sustituye por opciones naturales, sin sustancias que dañen tu salud

3. LOS SUCIOS SECRETOS DE LAS FRAGANCIAS Y COLORANTES ARTIFICIALES

DEPENDENCIA EMOCIONAL A LOS OLORES

¿Te acuerdas de ese olor de tu casa cuando regresabas del colegio al medio día? Mi casa olía a una mezcla de limpiador de aceite de pino y suavizante de telas, ese de la botella azul y, por supuesto, a la comida que estaba en la estufa y mi mamá a un lado de ella esperándome para darme un beso y un abrazo.

En marketing, la dependencia emocional a ciertos olores en productos diarios se logra mediante la asociación positiva entre un aroma y experiencias agradables, generando así una conexión emocional que influye en la preferencia del consumidor. Cuando un olor está ligado a momentos positivos o recuerdos bonitos, el cerebro puede establecer una conexión emocional profunda. ¿Qué olores son tus preferidos?

Esta conexión establece de una manera subconsciente una inclinación por productos que contienen esos olores específicos, ya que actúan como desencadenantes de emociones positivas. ¡Me costó mucho trabajo dejar de usar cloro y el limpiador de aceite de pino cuando me volví "verde"! Por esta razón, muchas personas con las que platico en las redes sociales de *Verde a la mexicana*, me dicen que les resulta muy difícil dejarlos de usar; por ejemplo, el suavizante de ropa con el olor tan característico que les recuerda a la ropa que les lavaba su mamá.

Tenemos una fuerte dependencia a los olores. Compramos, por ejemplo, un detergente de ropa o una crema para el cuerpo y forzosamente, tiene que oler bonito, de lo contrario, no nos gusta. Los productos libres de aroma los compran en su mayoría las personas alérgicas, cuando deberíamos de ser todos quienes optemos por ellos. El colmo fue encontrarme el otro día con unos pañuelos desechables con aroma a mango y piña. Aún no me había percatado de que había contraído la Influenza A. Empezaba a sentirme mal, estaba de viaje en la Ciudad de México y en el coche en el que viajaba tenían esos pañuelos perfumados. Pasamos varias horas en el tráfico y solo tenía dos opciones: me limpiaba la nariz con ellos o pasaba todo el viaje con la nariz goteando. ¡Fue una pesadilla!

MONOS VOLADORES: COMPUESTOS ORGÁNICOS VOLÁTILES

¿Has visto a un mono volando? Yo no... Se supone que los monos no vuelan. Las que sí vuelan son las sustancias químicas orgánicas volátiles (ahora veremos cuáles son), llevando confusos mensajes a todo ser vivo con el que se encuentran. Estos químicos se "alían" con el aire que respiras, reforzando su toxicidad para entrar por tus narices y llegar a tus pulmones para enfermarte.

A estas sustancias que tienen propiedades volátiles y tóxicas se les conoce como COV's, Compuestos Orgánicos Volátiles en español. En inglés los encontrarás como VOC's Volatile Organic Compounds. Su principal vía de entrada a nuestro cuerpo es la inhalación, y una vez dentro de nosotros, es como si fueran unos mensajeros que traen cartas venenosas. Los COV's pueden causar irritación en los ojos, nariz y garganta a corto plazo, así como cáncer, daño hepático, daño renal y problemas del sistema nervioso a largo plazo. También pueden provocar efectos psiquiátricos como irritabilidad y dificultades de concentración. Los COV's representan un riesgo particular para los bebés y los nonatos.

Sé que puedes pensar que esto es una exageración, y tampoco quiero argumentar que ahora es necesario estar con mascarillas y filtro dentro de nuestras casas; no es para tanto. Sin embargo, aquí te voy a decir cuáles son los COV's y cómo puedes reducir tu exposición a ellos; pero antes de continuar, es importante mencionar que los Compuestos Orgánicos Volátiles (COV's) pueden tener un origen natural,

3. LOS SUCIOS SECRETOS DE LAS FRAGANCIAS Y COLORANTES ARTIFICIALES

representando aproximadamente el 70 % de su totalidad. Estos se generan durante la descomposición de la materia orgánica. Por ejemplo, en los vertederos de basura al aire libre se producen grandes cantidades de metano. Además, los animales rumiantes, como las vacas, generan COV's, incluyendo el metano, como subproducto de su proceso de digestión, que se libera a través de los gases que exhalan. Por otro lado, el 30 % restante de los COV's son producidos por actividades humanas, y son justo de estos de los que te voy a platicar.

PRINCIPALES FUENTES DE COMPUESTOS ORGÁNICOS VOLÁTILES DENTRO DE UNA CASA

- Velas aromáticas (incluso apagadas se volatiliza el olor).
- Estufas de gas licuado (GLP).
- Quema de la leña de tu chimenea (quema de combustible fósil).
- El aroma y los componentes de los limpiadores desinfectantes, desengrasantes.
- Aerosoles, aromatizantes y desinfectantes.
- Pinturas y barnices con base disolvente.
- Disolventes como thinner y aguarrás.
- Insecticidas, plaguicidas.
- Tintas de impresión.
- Humo que sale del escape del auto en tu cochera.
- Inciensos, mikados.
- Humo del tabaco.
- Materiales de construcción.
- Percloroetileno, químico para el lavado en seco en las tintorerías.
- Formaldehído.

"El formaldehído, uno de los VOCs más conocidos, es uno de los pocos contaminantes del aire interior que pueden medirse fácilmente. Identifíquelo, y si es posible, elimine la fuente. Si no es posible eliminarla, reduzca la exposición utilizando un sellador en todas las superficies expuestas de los páneles y otros muebles".[23]

¿DÓNDE ENCONTRAMOS EL FORMALDEHÍDO?

- Fabricación de textiles: es parte de tratamientos que hacen que los tejidos sean resistentes a las arrugas.
- Desinfección: se emplea como desinfectante y conservante en soluciones acuosas.
- Cocinas de gas y chimeneas: estas pueden liberar formaldehído al aire.
- Humo de cigarrillos y otros productos del tabaco.
- Materiales de construcción: algunos materiales de construcción como pisos laminados, paredes, armarios y alfombras pueden contener formaldehído.
- Productos de cuidado personal: algunos cosméticos y otros productos de cuidado personal pueden contener formaldehído.
- Muebles para el hogar: algunos muebles pueden contener formaldehído, especialmente, aquellos hechos de madera contrachapada y otras maderas laminadas.

---

23 EPA. Agencia de Protección Ambiental de Estados Unidos. El impacto de los compuestos orgánicos volátiles en la calidad del aire interior. https://espanol.epa.gov/cai/el-impacto-de-los-compuestos-organicos-volatiles-en-la-calidad-del-aire-interior

¿CÓMO LO IDENTIFICO EN LA LISTA DE INGREDIENTES?

Formaldehído, quaternium-15 o imidazolidinyl urea. Busca productos que digan: "Libres de formaldehído".

¿Sabías que las concentraciones de COV's hechas por el ser humano, en interiores de una casa u oficina, son entre 2 y 5 veces superiores a las de exteriores? Esto se debe, entre otras cosas, a la falta de ventilación adecuada. "Los efectos en la salud a causa de la contaminación de interiores pueden darse en el corto y en el largo plazo. Los efectos inmediatos pueden darse después de una exposición única o repetida como: irritación en los ojos, nariz, garganta, dolor de cabeza, mareos, fatiga, síntomas de asma, hipersensibilidad e inflamación pulmonar [...] Los efectos a largo plazo incluyen enfermedades respiratorias, del corazón y cáncer".[24]

ASMA Y ALERGIAS

Los químicos también están relacionados con enfermedades como el asma y las alergias. Según la página oficial de la Organización Mundial de la Salud, el asma es la enfermedad crónica más común entre los niños. "Se calcula que 262 millones de personas tenían asma en el 2019 y que esta enfermedad causó 455,000 defunciones".[25]

Aunque las causas últimas del asma no se conocen del todo, los factores de riesgo más importantes son productos inhalados, entre los que cabe citar los siguientes:

---

24 Debra Lynn Dad, *Toxic free.* Tarcher/Penguin, 2011, página 39.

25 OMS. Organización Mundial de la Salud. ASMA. (6 de mayo de 2024) https://www.who.int/es/news-room/fact-sheets/detail/asthma

1. Alérgenos en espacios interiores como: polvo, ácaros y caspa de mascotas.
2. Alérgenos en espacios exteriores: pólenes y mohos.
3. Humo de tabaco.
4. Productos químicos irritantes en el lugar de trabajo, escuela y hogar: olores fuertes de perfumes, limpiadores domésticos, aerosoles para el cabello, vapores en la cocina, pinturas y barnices.

Aquí el dato alarmante es que la incidencia de asma se ha incrementado de casos aislados a muy elevados desde 1930 hasta la fecha. Con el asma pasa lo mismo que con el cáncer, aunque hay evidencia de esta enfermedad desde el antiguo Egipto, y en la Grecia de la época de Hipócrates y Galeno, es la incidencia lo que hoy nos preocupa.

"En México, 8.5 millones de mexicanos viven con asma, enfermedad respiratoria crónica que hasta antes de COVID-19 se ubicaba como la primera causa de atención en el Servicio de Urgencias del Instituto Nacional de Enfermedades Respiratorias (INER)"[26].

Anne Steineman es experta mundial en contaminantes ambientales y sus efectos en la salud. Opina sobre el uso de toallitas de la secadora de ropa cuya finalidad es agregar fragancia y eliminar la estática: "Peor que los suavizantes de telas líquidos son las toallitas para la secadora, cuyos productos químicos se calientan y luego se dispersan en el aire para que tú los respires y lleves a tus pulmones"[27].

---

26 Gobierno de México. Secretaría de Salud. *En México, 8.5 millones de personas viven con asma*: INER (08 de julio de 2022) https://www.gob.mx/salud/prensa/331-en-mexico-8-5-millones-de-personas-viven-con-asma-iner?idiom=es

27 Te invito a que conozcas su página web por si quieres profundizar más en el tema de los COV's y cómo protegernos de ellos. https://www.drsteinemann.com/

3. LOS SUCIOS SECRETOS DE LAS FRAGANCIAS Y COLORANTES ARTIFICIALES

ALTERNATIVA A LAS TOALLITAS

Si te encanta que tu ropa huela a perfume y quieres dejar de utilizar las toallitas para la secadora, aquí te dejo una gran idea: ¡Emplea bolas de lana! En tiendas departamentales o en línea venden unas bolas de lana que durarán toda la vida, y además, no son costosas. Estas se usan en la secadora con varios fines:

1. Secado Rápido: ¡Ahorra tiempo con bolas de lana!, ya que mejoran la circulación del aire, acelerando el proceso de secado.
2. Reducción de estática: mantén tu ropa libre de electricidad estática, evitando que se pegue entre sí.
3. Aromatización natural: añade unas gotitas de aceites esenciales a las bolas de lana para un toque de frescura en cada carga de ropa en tu secadora.
4. Económicas y duraderas: son una inversión a largo plazo. Las bolas de lana son duraderas y rentables.

EL SUAVIZANTE DE TELAS Y LAS PERLAS POTENCIADORAS DE AROMA

Tengo cuatro hijos y disfruté mucho de mis embarazos. Parte de la espera consistía en preparar su ropa lavándola y después acomodándola por tallas en los cajones. El ritual de limpieza incluía enjuagarla con suavizante que oliera a bebé. Cuando me hice "verde", de las primeras cosas que saqué de mi lavandería fue este oloroso producto que amaba.

¿Qué crees que contiene el suavizante de telas y esas perlas aromatizantes? Obviamente fragancia sintética muy fuerte y poderosa. Esta fragancia no está puesta por casualidad, además de que cumple con darle el gusto a los consumidores en su adicción a los olores bonitos, sirve para enmascarar un ingrediente que usa la mayoría de las marcas comerciales: sebo animal.

Por ello podemos ver en los anuncios de televisión una opción de suavizante que se promociona como "libre de sebo animal" con ingredientes de origen vegetal. Ya hay opciones veganas (sin sebo animal). Están elaborados con suavizantes derivados de plantas, aunque para satisfacer la adicción a los olores le ponen fragancia.

Lo maravilloso de hacer tus productos de limpieza para la casa o de aseo personal es que sabes exactamente qué contienen, y puedes usarlos con toda tranquilidad. Si ya has optado por una vida sana en cuanto a ejercicio y alimentación, ahora te invito a que lo hagas también en las tres capas que cubren y envuelven tu ser: piel, ropa y hogar.

AROMATERAPIA

Tú puedes hacer en casa un aromatizante de ambiente que no solo sea seguro, natural, libre de tóxicos y que elimine los malos olores, sino que también trabaje a nivel emocional, aliviando estrés, fatiga y brindándote claridad mental. La aromaterapia tiene muchos beneficios. ¡Te paso la receta!

Ingredientes:

- Botella de aluminio o de cristal con capacidad para 100 ml con atomizador (en aromaterapia no debe usarse el plástico).
- 50 ml de vodka o alcohol etílico de 96 grados.
- 30 gotas de combinación de diferentes aceites esenciales. Por ejemplo, 15 gotas de lavanda y 15 gotas de limón; o 10 gotas de eucalipto, 10 gotas de menta y 10 gotas de naranja. Puedes hacer las combinaciones que quieras, según el propósito.

3. LOS SUCIOS SECRETOS DE LAS FRAGANCIAS Y COLORANTES ARTIFICIALES

- 50 ml de agua destilada hasta llenar el envase o bien algún hidrolato floral como agua de rosas. El agua destilada puedes sustituirla por agua hervida.

Procedimiento:

- Diluir los aceites en el vodka o alcohol, agregar el hidrolato o el agua destilada. Agitar la mezcla y guardarla en un lugar fresco y seco.

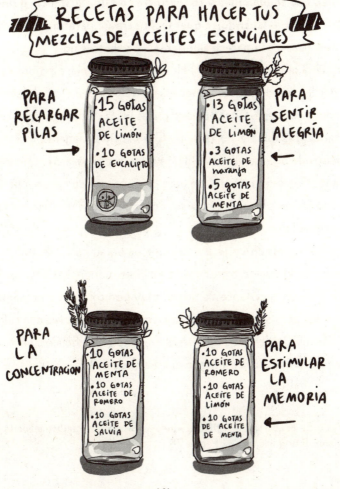

LAS VELAS

Las velas son una de las formas más antiguas para iluminar. Hay algo mágico y cálido en una vela encendida.

"Más que en cualquier otra habitación, la calidad del aire en el dormitorio es muy importante. Esto se debe a que cuando dormimos, respiramos a un ritmo más lento, pero más profundo que cuando estamos despiertos. Hablemos de las velas, muchas de ellas están hechas de cera de parafina. Suena bastante inocente, pero la parafina es un subproducto del petróleo; proviene del lodo del fondo de un barril de petróleo que se blanquea y se texturiza con una sustancia química llamada acroleína. Cuando se quema, la cera de parafina emite hollín al aire de tu casa. ¿Te parece saludable? A nosotros no".[28]

Una opción es prender velas de cera de abeja. Siempre es posible recoger la cera de forma respetuosa si se cosecha al final del ciclo natural de la colmena. Otra opción son las velas de cera de soja, las cuales son biodegradables y no tóxicas. Queman de manera limpia y lenta, produciendo una fragancia sutil que es perfecta para crear un ambiente relajante. También las velas de cera de coco que se hacen a partir de la pulpa de los cocos y es un recurso renovable. Tiene una textura cremosa y un aroma ligeramente dulce.

Hace tiempo visité a unos amigos en su casa, allí todos fuman, por ello, en el cuarto familiar de televisión tienen una vela perfumada enorme en un recipiente de cristal muy bonito, esa vela está prendida todo el día para que no huela a cigarro. ¡Ya se imaginarán la calidad del aire! Mezcla de petróleo de la vela, fragancias artificiales y el humo del cigarro. Eso es precisamente lo que hay que evitar.

---

28 Ryan, E., & Lowry, A. (2008). Squeaky Green: *The method guide to detoxing your home.* Chronicle Books. Página 78.

3. LOS SUCIOS SECRETOS DE LAS FRAGANCIAS Y COLORANTES ARTIFICIALES

Si te preguntas qué pasa con las velas perfumadas, es mejor ni voltear a verlas. Las que están hechas con ceras naturales, en ocasiones, son perfumadas con aceites esenciales, esta es definitivamente una mejor opción. Acerca de las velas de colores, te voy a platicar más adelante, cuando toquemos el tema de los colorantes artificiales y de por qué no son nada recomendados (es muy barato teñirlas con anilinas derivadas del benceno, y esto no es bueno para la salud).

Si vas a prender velas, es mejor menos que más. Por cierto, ¡nunca dejes una vela desatendida, puedes provocar un incendio! Lo más peligroso de las velas son las estadísticas de incendios en casa provocados por ellas. Es importante cuestionarse también el material del que está hecha la mecha o el pabilo. Busca velas cuyo pabilo sea de simple algodón o madera.

Las velas emiten vapores, eso es un hecho, y estos pueden no ser buenos para las personas con sensibilidades químicas, alergias o asma. Si hay bebés o niños pequeños en casa, debemos ser especialmente cuidadosos. Usemos nuestro sentido común que a veces es el menos común de los sentidos.

No tienes por qué renunciar a la hermosa sensación de estar acompañada por la luz de las velas. Solo observa de qué están hechas y evita las que contengan parafina y colores o fragancias sintéticos. Y no te olvides de mantener el área ventilada mientras estén prendidas.

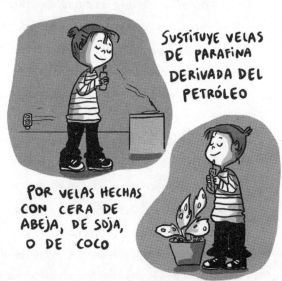

SUSTITUYE VELAS DE PARAFINA DERIVADA DEL PETRÓLEO

POR VELAS HECHAS CON CERA DE ABEJA, DE SOJA, O DE COCO

DIFUSORES Y MIKADOS

¿Has jugado alguna vez a los palillos chinos? Este juego, en realidad, es originario de Japón y se conoce como "mikados". Actualmente, se comercializan unos ambientadores a los que se les ha dado el nombre de *mikados*. Consisten en palitos de madera o bambú que se insertan en un recipiente lleno de un líquido aromático. A medida que los palitos absorben el líquido, desprenden vapores que perfuman el ambiente. El líquido aromático está elaborado con químicos sintéticos capaces de durar varios meses en tu casa.

Los *mikados* son un cóctel de sustancias capaces de provocar dolores de cabeza, reacciones alérgicas, molestias en ojos, nariz y garganta en el mejor de los casos. Estos no limpian el aire de tu casa (todo lo contrario), lo que hacen es enmascarar los malos olores y, al hacerlo, contaminan tus pulmones.

¿Sabías que tus pulmones están diseñados para ser un filtro? Cuando somos adultos tienen la capacidad de enfrentarse a los contaminantes en el día a día. Pero ¿y los niños? Los pulmones de un niño aún no están bien formados, por lo que exponerlos a estos aromatizantes es mucho más riesgoso para ellos. ¿Qué ocurre con las embarazadas? ¿Están exponiendo a sus bebés en el útero a estos químicos? Todo por una necesidad creada de que nuestra casa debe oler a perfume todo el tiempo.

INCIENSOS

Cuando prendo incienso, siento que invoco la presencia divina a mi espacio, y que el humo tiende un puente entre la tierra y el cielo. El uso del incienso en diversas culturas y tradiciones religiosas tiene raíces profundas que se remontan a miles de años. ¡Pero hay de inciensos a inciensos! Los comerciales han sido objeto de preocupación debido a su

3. LOS SUCIOS SECRETOS DE LAS FRAGANCIAS Y COLORANTES ARTIFICIALES

impacto en la calidad del aire interior, y se les ha señalado como muy tóxicos y peligrosos para la salud. ¿Sabías que tu incienso favorito puede estar emitiendo niveles excesivos de sustancias tóxicas, alergénicas y contaminantes? Esto se debe a los ingredientes que les ponen para que huelan y para que no se apaguen:

- *Formaldehído:* este compuesto ha sido identificado en el humo del incienso y es reconocido por la Organización Mundial de la Salud (OMS) como tóxico y potencialmente cancerígeno.
- *Benceno:* este compuesto también ha sido identificado en el humo del incienso. La OMS lo reconoce como tóxico y cancerígeno; de hecho, se ha encontrado que algunos inciensos pueden emitir niveles de benceno hasta ocho veces más altos que los encontrados en un cigarrillo.
- *Partículas finas:* la quema de incienso puede liberar partículas finas que pueden causar problemas respiratorios al ser inhaladas. Algunos inciensos pueden emitir concentraciones de partículas finas mucho más altas que las encontradas en ambientes de fumadores.
- *Ftalatos:* se utilizan a menudo en productos fragantes como los inciensos, los fijadores de aroma y son conocidos por ser disruptores endocrinos.
- *Almizcles y fragancias sintéticas:* estos compuestos, derivados del petróleo y utilizados para diluir los perfumes sintéticos, pueden ser perjudiciales para la salud.

Muchos inciensos son elaborados de manera híbrida, es decir, incluyen en el proceso de fabricación tanto ingredientes químicos, como los anteriores, mezclados con naturales, por ello hay que tener cuidado. Diferenciar un incienso hecho con químicos de uno fabricado con ingredientes naturales puede requerir un poco de atención y conocimiento. Aquí hay algunas señales que pueden ayudarte a distinguir entre ambos:

- *Lista de ingredientes:* los productos naturales suelen enumerar ingredientes como resinas naturales, hierbas, especias y aceites esenciales. Evita los inciensos que contienen fragancias sintéticas, aditivos químicos o ingredientes poco familiares.
- *Aroma:* los inciensos naturales tienden a tener aromas más suaves, sutiles y terrosos, en comparación con los aromas artificiales, que pueden ser más intensos y químicos.
- *Color y textura:* los inciensos naturales suelen tener colores más apagados y una textura más áspera o irregular, ya que están hechos con ingredientes orgánicos. Los inciensos sintéticos pueden tener colores más brillantes y una textura más uniforme.
- *Humo y residuos:* enciende una varita de incienso y observa el humo que emite. Los inciensos naturales tienden a producir un humo ligero y limpio, mientras que los inciensos sintéticos pueden generar humo más bien denso y oscuro.
- *Reputación del fabricante:* investiga sobre el fabricante y busca información sobre su compromiso con ingredientes naturales y procesos éticos de fabricación. Las marcas que valoran la calidad y la pureza suelen proporcionar información transparente sobre sus productos.

Los ambientadores no limpian el aire de tu casa (todo lo contrario). Lo que hacen es enmascarar los malos olores. **De acuerdo con la revista *Nature*, la quema de incienso se considera una fuente importante de contaminación del aire interior. "La cantidad de partículas que genera el incienso puede ser hasta 4.5 veces mayor que la de los cigarrillos.**

3. LOS SUCIOS SECRETOS DE LAS FRAGANCIAS Y COLORANTES ARTIFICIALES

El humo del incienso se asocia con carcinogenicidad, aumento de la mortalidad cardiovascular y afecciones respiratorias".[29]

EL LADO SUCIO DE LA TINTORERÍA

Este es el lado oscuro de la limpieza en seco: el uso del solvente PERC (percloroetileno).

- Afecta a los trabajadores de las tintorerías.
- Afecta a los clientes de las tintorerías.
- Afecta al medio ambiente.

"La presencia de esta sustancia en el ambiente de trabajo provoca serias afecciones a la salud de los trabajadores por generarse, a lo largo del proceso de limpieza en seco, emisiones tóxicas, a la vez que residuos y vertidos líquidos de carácter peligroso".[30]

De acuerdo con información proporcionada por el Instituto Nacional para la Seguridad y Salud Ocupacional (NIOSH) de Estados Unidos, "el percloroetileno es el disolvente de limpieza en seco más comúnmente utilizado. Puede entrar en el cuerpo mediante exposición respiratoria y a través de la piel. Los síntomas asociados con la exposición son, entre otros, los siguientes: depresión del sistema nervioso central, daño al hígado y los riñones, deterioro de la memoria, confusión, mareos y jaqueca; somnolencia e irritación de los ojos, la nariz y la garganta".

---

29 Cfr. Adrian Wong (et al.) "Indoor incense burning impacts cognitive functions and brain functional connectivity in community older adults", *Nature*, (2020) 10:7090, https://doi.org/10.1038/s41598-020-63568-6

30 DAPHNIA, Percloroetileno. Sustitución en el sector de limpieza en seco número 1 (diciembre 1995) https://www.daphnia.es/revista/01/articulo/578/

"La exposición dérmica repetida puede ocasionar dermatitis. El percloroetileno está considerado como un posible carcinógeno humano".[31] Por esta razón, te sugiero que busques tintorerías que cuenten con certificaciones ecológicas y que no utilicen percloroetileno. Te sorprenderás, ya hay muchas en México. Si no tienes acceso a este tipo de servicios cerca de tu casa, intenta minimizar tu tiempo en la tintorería cuando necesites dejar o recoger tu ropa. Otra opción es utilizar un servicio de tintorería a domicilio.

Una vez que la ropa llegue a tu casa, retira la bolsa de plástico en la que se entrega (o pide que te la entreguen sin bolsa), así como el gancho (cuelga la ropa en un gancho de tu casa) y permite que la ropa se ventile durante 24 horas en un espacio abierto. Después de este tiempo, tu ropa está lista para ser usada o guardada en el closet.

Es importante que no guardes la ropa en la bolsa de plástico con la que te la entregan en la tintorería, ya que el percloroetileno puede acumularse en la bolsa y liberarse en tu closet y cada vez que lo abras, puedes inhalar esta sustancia.

ECO-TIPS

- Busca opciones de velas hechas con cera natural, libres de fragancias químicas y aditivos como colorantes. En su lugar, elige las que están perfumadas con aceites esenciales. Fíjate también que la mecha esté hecha con algodón o papel.
- Si te es posible, cambia tu estufa de gas por una eléctrica.

---

31 Instituto Nacional para la Seguridad y Salud Ocupacional (NIOSH) de los Estados Unidos, *Control de la Exposición al percloroetileno en la limpieza en seco comercial* (Sustitución) DHHS (NIOSH) publicación número 97-155, marzo de 1998. https://www.cdc.gov/spanish/niosh/docs/97-155_sp/default.html

3. LOS SUCIOS SECRETOS DE LAS FRAGANCIAS Y COLORANTES ARTIFICIALES

- Si no puedes hacer la inversión del cambio, mantén tu cocina muy bien ventilada mientras cocinas. Revisa que tu estufa esté bien instalada y que no tenga fugas (aunque sean pequeñas). De lo contrario, te estarás exponiendo diariamente al monóxido de carbono, a formaldehído y a hidrocarburos no quemados.
- Una importante fuente de contaminación de COV`s proviene de los limpiadores y los desengrasantes que usas en casa.
- Aromatiza tu casa con ramos de planta de romero o con aceites esenciales.
- Si vas a pintar, acuérdate de hacerlo con el área lo más ventilada posible. Usa mascarilla con filtro y procura no usar esa área de tu casa hasta que ya no haya olor. Los COV's pueden liberarse no solo mientras pintas, sino algún tiempo después de su aplicación. Puedes buscar en la tienda especializada la opción cuya etiqueta especifique un bajo o nulo contenido en COV's (o VOC's). Busca siempre pintura con base en agua. La buena noticia es que ya hay marcas con certificaciones ecológicas.
- Si estás planeando tener familia pronto, trata de evitar el uso de aromatizantes por lo menos seis meses antes.
- Procura tener los inciensos en áreas lo más abiertas posible, nunca en las habitaciones y menos en la de niños pequeños.
- Si estás embarazada: ¡Ni los uses!
- A las mascotas, especialmente a los perros, les puede resultar muy molesto el olor del incienso.
- ¡Puedes usar incienso, claro!, pero revisa siempre que sean hechos con ingredientes naturales.
- Considera comprar aparatos eléctricos que filtren el aire dentro de tu casa, especialmente si vives muy cerca de avenidas, lugares muy transitados o si tu casa tiene muy poca ventilación.

COLORANTES ARTIFICIALES

De todo lo que he hecho como poeta, no obtengo vanidad alguna.
He tenido como contemporáneos buenos poetas,
han vivido aún mejores antes que yo y vivirán otros después.
Pero haber sido en mi siglo el único que ha visto claro
en esta ciencia difícil de los colores, de ello me vanaglorio,
y soy consciente de ser superior a muchos sabios.
GOETHE

Johann Wolfgang von Goethe, conocido por su poesía y filosofía, también hizo contribuciones significativas a la ciencia de los colores y es considerado un pionero en el análisis del color desde una perspectiva psicológica con la publicación de su libro *La teoría del color*, en 1808.

Nuestra relación con los colores es muy fuerte, ellos nos pueden tranquilizar, alegrar, sanar o alterar. El color tiene una fuerte influencia sobre la mente y el cuerpo, cada cultura le asigna un significado diferente; el color no tiene voz, pero lo comunica todo. El uso del color como elemento de marca para un producto de limpieza o de cosmética tiene mucha ciencia detrás. Los mercadólogos saben del poder de los colores y de lo atractivo que nos resultan unos sobre otros. Conocen la importancia de usarlo bien.

Para teñir ropa, alimentos, cosméticos y productos de limpieza se utilizan sustancias químicas y las más usadas para esto son los colorantes azoicos de origen sintético. Es una pena, pues además de ser el químico más usado, es el más contaminante para el planeta, tanto cuando se fabrican los productos que lo usan como cuando se desechan, además de que causan daño a la salud de los seres vivos.

Estos colorantes azoicos se usan mucho en la cosmética. ¿Cómo saber si lo tiene o no el producto que vas a comprar? Se puede iden-

3. LOS SUCIOS SECRETOS DE LAS FRAGANCIAS Y COLORANTES ARTIFICIALES

tificar con nomenclatura "CI", seguido de un número. Por ejemplo: CI11725. "Los colorantes azoicos o arilaminas como también se les conoce, no son una única sustancia, son un grupo bastante amplio de más de 3,000 sustancias sintéticas distintas y que se venden muy baratos, y además, representan alrededor del 65 % del mercado mundial de colorantes".[32]

¿Nos afecta el uso de colorantes artificiales? ¿No se supone que estos colorantes están regulados y se añaden a las fórmulas en porcentajes seguros? La respuesta a la primera pregunta es "sí". Los colorantes artificiales sí nos afectan. Todo lo que aplicamos sobre la piel o sobre nuestros espacios interiores, especialmente en los espacios en los que pasamos la mayor parte de nuestra vida, nos alivia o nos enferma. Los colorantes azoicos liberan aminas aromáticas y nuestro organismo las absorbe. Estas sustancias están consideradas como dañinas para el medio ambiente y como tóxicas para la salud humana y animal.

Ahora la respuesta a la segunda pregunta: todo depende de la geografía. Por ejemplo, si compras un producto cosmético hecho en Europa, en donde la regulación es muy estricta, el colorante será, seguramente, de origen vegetal. Sin embargo, hay otros países en donde no existen estas regulaciones tan cuidadosas. La creciente demanda de productos naturales ha llevado a la disponibilidad de alternativas sin colorantes o con ingredientes naturales en estas categorías de productos.

---

32 Sostenibilidad más vida, Colorantes Azoicos | ¿Qué son y qué efectos tienen en la salud? https://sostenibilidadmasvida.com/sustancias-tóxicas/colorantes-azoicos/

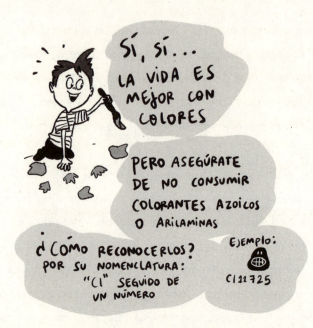

SÍNDROME DE LA CASA ENFERMA

Somos seres de interiores, no estamos diseñados para vivir a la intemperie y nuestro hogar, al igual que nosotros, se enferma. Nuestra casa se ve afectada por un sinfín de cosas, comenzando por el clima exterior al que está expuesta. También le afectan fenómenos como las humedades, la poca ventilación, las fugas de agua. Es afectada por su ubicación, por ejemplo, si está cerca de una fábrica o del aeropuerto. Finalmente, se puede enfermar por la presencia de seres indeseados o plagas como cucarachas, ácaros de polvo, chinches, ratones o polilla.

¿Tu casa tiene buena iluminación? ¿Le entra la luz del sol? ¿Tiene buena orientación? ¿Tienes pisos alfombrados y paredes tapizadas de tela? ¿Qué tantas cortinas de tela hay en tus ventanas? ¿Tienes estufa de gas? ¿Chimenea? ¿Con qué limpiadores la aseas? ¿Usas insecticidas para moscos y cucarachas? Son muchos los factores que benefician o perjudican tu casa para que goce de buena salud.

3. LOS SUCIOS SECRETOS DE LAS FRAGANCIAS Y COLORANTES ARTIFICIALES

"Según la Organización Mundial de la Salud (OMS) y otras agencias como la Agencia de Protección Ambiental (EPA), el aire interior generalmente contiene concentraciones más altas de contaminantes tóxicos que el aire exterior. Adicionalmente, las personas por lo general pasan más tiempo en interiores que al aire libre; por lo tanto, los efectos en la salud de la contaminación del aire interior en lugares de trabajo, escuelas y hogares son mucho mayores que en el exterior. Las fuentes de contaminación interior que liberan gases o partículas al aire son la causa principal de los problemas de calidad del aire interior en los hogares. La ventilación inadecuada puede aumentar los niveles de contaminantes en interiores al no traer suficiente aire exterior para diluir las emisiones de fuentes interiores y al no transportar los contaminantes del aire interior fuera del hogar".[33]

Hace tiempo pensaba que, si mi casa olía a productos de limpieza o si el baño olía a cloro, era una magnífica ama de casa. Ponía velas de parafina perfumadas en el pequeño baño de visitas, incluso llegué a usar un producto que se enchufa en la pared y que desprende perfume cada cierto tiempo. Si alguien quería fumar, me daba pena decirle que se saliera al jardín: "No pasa nada, prende tu cigarrito".

Tú puedes hacerte cargo de la calidad del aire adentro de tu hogar. De igual modo, tú puedes regular los químicos que entran a tu casa. El conocimiento que ahora tienes sobre los productos que utilizas y sus posibles impactos en la calidad del aire interior es clave para que te animes a hacer el cambio. Necesitas tomar decisiones más conscientes de los productos y las prácticas que te ayudan a tener una casa lo más sana o lo menos tóxica posible.

---

33 Zehnder, Caralyn; Manoylov, Kalina; Mutiti, Samuel; Mutiti, Christine; VandeVoort, Allison; and Bennett, Donna, "Introduction to Environmental Science: 2nd Edition" (2018). Biological Sciences Open Textbooks. https://oer.galileo.usg.edu/biology-textbooks/4

De acuerdo con la Agencia de Protección Ambiental (EPA) de Estados Unidos, la mala calidad del aire en interiores puede causar o promover muchas complicaciones, como las siguientes:

A corto plazo
- Asma, alergias y otros problemas respiratorios.
- Dolores de cabeza.
- Irritación en los ojos y la piel.
- Dolor de garganta, resfriados y gripe.
- Pérdida de memoria, mareos, fatiga y depresión.

A largo plazo
- Enfermedades cardiacas.
- Enfermedades respiratorias.
- Trastornos reproductivos.
- Esterilidad, incluso cáncer.

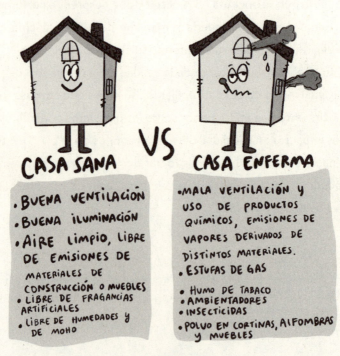

3. LOS SUCIOS SECRETOS DE LAS FRAGANCIAS Y COLORANTES ARTIFICIALES

PLANTAS DE LA NASA

La NASA llevó a cabo un estudio en la década de 1980 sobre la calidad del aire en espacios cerrados y descubrió que algunas plantas tienen la capacidad de purificar el aire eliminando ciertos compuestos orgánicos volátiles (COV). Las plantas, efectivamente, pueden absorber gases a través de los poros de sus hojas, un proceso conocido como "fitorremediación". Los compuestos orgánicos volátiles (COV) presentes en el aire, como el formaldehído, el benceno y el xileno, pueden ser absorbidos por las hojas de las plantas. Una vez dentro de ella, estos compuestos son descompuestos por microorganismos en el suelo de las macetas o por enzimas en las propias plantas. Este proceso ayuda a eliminar los COV del aire, mejorando así la calidad del aire interior. Además, las plantas también liberan oxígeno durante la fotosíntesis, lo que contribuye aún más a purificar el aire y crear un ambiente más saludable.

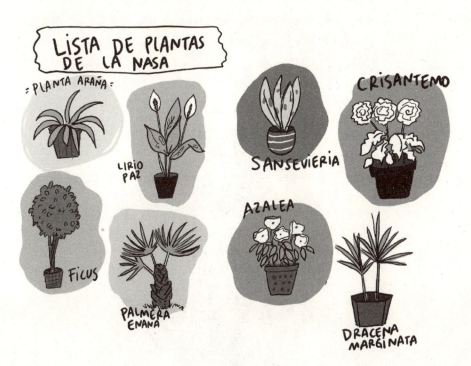

ECO-TIPS

- Aspira regularmente tus pisos, tapetes, sillones, colchones y otros muebles con una aspiradora de filtro HEPA. No te desanimes, hay muchas opciones en precios.
- Ventila tu casa abriendo las ventanas y procura que haya corriente de aire por al menos 10 minutos al día.
- Consigue algunas plantas de interior con capacidad de filtrar los químicos, recuerda que la NASA nos regaló una lista de ellas.
- Cambia a productos de limpieza no tóxicos (como bicarbonato, peróxido de hidrógeno y vinagre), a productos de cuidado personal más seguros.
- Busca limpiadores sin COV.
- Di no a los aromatizantes y a las velas comerciales con aroma y color.
- Evita almacenar pintura, adhesivos, solventes y otras sustancias químicas penetrantes en casa o en una cochera adjunta.
- Recuerda que, aunque la calidad del aire del exterior pueda ser mala, el aire del interior generalmente es mucho peor.

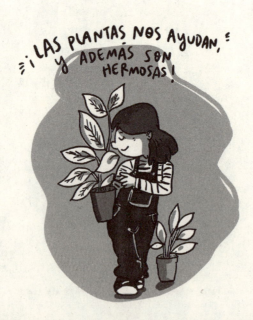

4.

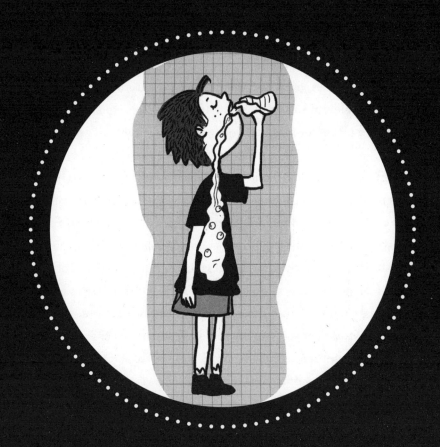

EL AGUA QUE
TODOS BEBEMOS

SOMOS AGUA

Te hago una pregunta que se hacen muchas personas: ¿El agua es una sustancia viva? Técnicamente no, pero sabemos que de algún modo pareciera serlo. Vamos a platicar un poco del líquido más conocido y a la vez más misterioso y extraño que existe.

¿Sabías que la vida sobre la tierra apareció en el medio acuoso? Todos los seres vivos venimos biológicamente del agua. Un alto porcentaje del peso total de los humanos, animales y plantas es agua. ¿Sabías que los recién nacidos tienen entre 70 % y 80 % de su peso en agua?

El investigador y científico japonés Masaru Emoto (1934 – 2014) propuso la revolucionaria tesis de que el agua reacciona a su entorno como si fuera un ser vivo, con sentimientos y memoria. Esto se demostró con sus experimentos cuando congelaba muestras de agua expuestas a palabras habladas y escritas (etiquetas), así como a diferentes tipos de música. Luego, observaba la formación de cristales en ellas, los cuales eran hermosos o desagradables dependiendo de si se habían dicho o escrito palabras agradables o desagradables a dichas muestras.

Sus experimentos están publicados en su libro: *Los mensajes ocultos del agua*. Recomiendo ampliamente su lectura, así como revisar la información que hay sobre él en YouTube. Emoto fue un ser humano con un nivel de evolución muy alto y dejó un legado hermoso.[34] Puedes no estar de acuerdo con las conclusiones a las que llegó sobre el agua, pero sé que coincidirás conmigo al 100 % en que, si bien de amor nadie se muere, por falta de agua sí, y si queremos enfermarnos, una de las vías más efectivas para lograrlo es bebiendo agua contaminada.

---

34 Te comparto su página web: www.masaru-emoto.net

4. EL AGUA QUE TODOS BEBEMOS

ESTRÉS HÍDRICO

He sido una devoradora de libros desde que tengo memoria. Leía, entonces, lo que me encontraba en mi casa, en la de mis abuelos o en la de mis tíos. Cuando iba en primaria recuerdo haber leído un libro recién publicado de Elena Poniatowska, *La noche de Tlatelolco* (1971). Fue así como me enteré de lo que había pasado con los estudiantes del movimiento estudiantil de 1968.

Un día, mientras exploraba el librero de la oficina de mi papá, me encontré con un libro cuyo título y autor no logro recordar (estaba en primero de secundaria). Sin embargo, su contenido, que predecía una gran catástrofe en el futuro del planeta, quedó grabado en mi memoria. El libro explicaba que viviríamos una crisis ambiental tan grave que llegaría un momento en que, entre otras cosas, solo tendríamos agua suficiente para tirar de la cadena del baño una vez al día.

El agua potable es hoy un recurso escaso. La UNESCO ha dejado muy en claro que "es en los asentamientos urbanos donde los impactos del cambio climático se sienten con mayor intensidad en los sistemas de agua".[35]

A medida que siga aumentando la población, habrá durante los siguientes treinta años una reducción significativa de la disponibilidad de agua. Más del 40 % de la población mundial vivirá bajo un estrés hídrico severo. Nos estamos acabando las aguas subterráneas, y también las estamos contaminando. ¿Cómo es esto?

Las fábricas, la industria, la agricultura, la ganadería, la urbanización y los pozos sépticos que realizan el tratamiento de las aguas residuales domésticas, así como también los tiraderos de basura a cielo

---

35 Alabaster, Graham, Asentamientos humanos, UNESCO, (2020) https://unesdoc.unesco.org/ark:/48223/pf0000373067_spa

abierto, contaminan con agentes químicos, orgánicos e inorgánicos el agua dulce que está bajo tierra. Diariamente, ponen su granito de arena para ensuciarla y contaminarla.

¡LO SABÍA!

El agua es leve.
Nos deja a nosotros el peso de tomar la decisión de cuidarla.
Brota de la tierra, cae del cielo y nace en los océanos.
Su levedad es nuestro legado. Preservarlo nuestra misión.
ENRIQUE CASTELLANOS RODRIGO

De los primeros cambios que hice cuando me "convertí a verde" fue cancelar el servicio a domicilio de garrafones de agua para beber. ¡Aún no sabía nada de los microplásticos y mucho menos de los nano plásticos! Era 2006, vivía en California y el encargado de hacer los repartos me preguntó la razón de mi cancelación. Apenas tenía meses de estar investigando todo esto que me apasiona, así que como pude, le expliqué que el agua del garrafón no llevaba muchos días, sino semanas, ahí adentro, y por lo tanto, se había sometido a cambios de temperatura, tanto en las bodegas de su empresa, como en el camión de repartos. Estos cambios de temperatura habían provocado que el plástico del garrafón reaccionara y se mezclara con el agua de su interior.

Según un artículo de *National Geographic*, Rolf Halden, director del Centro de Ingeniería de Salud Ambiental en el Instituto de Biodiseño de la Arizona State University, afirmó: **"A medida que aumenta la temperatura y el tiempo, los enlaces químicos en el plástico se descomponen cada vez más y es más probable que los químicos se filtren al agua**

4. EL AGUA QUE TODOS BEBEMOS

y a los alimentos".[36] El chofer repartidor de los garrafones me llevó a la semana siguiente una literatura que demostraba supuestamente, que el agua era segura para beber; pero no hubo manera de convencerme.

Afortunadamente, pude tener acceso en esos años a comprar lo que le llaman "agua viva" que es la que sale de un grifo de agua corriente en una tienda y que ha pasado previamente por un súper filtro. Esta agua viva es libre de químicos tóxicos, con un pH 9 de alcalinidad, así que yo la podía rellenar en mis galones de plástico libres de PBA previamente lavados y desinfectados con agua oxigenada. Sin embargo, a mi regreso a México en el 2009 me volví a enfrentar al dilema: ¿Qué agua íbamos a tomar en casa? Porque en mi país el agua de la llave no es para beber.

Invertimos en un sistema de "tren filtrado" que utiliza tres filtros y al final un pulidor. El primer filtro hace una microfiltración, que elimina suciedad de hasta ocho micras. El segundo filtro es de carbón activado: elimina color, olor, sabor, pesticidas, cloro y compuestos químicos de materia orgánica (todo esto viene en el agua de la llave). El tercer filtro usa una resina que se encarga de remover la dureza del agua o el sarro. Finalmente, se somete a un pulidor para darle claridad y limpieza.

No hay manera de que tome agua en botellas de plástico, a menos que me esté muriendo de la sed, por eso cargo con mi termo a todos lados. ¿Qué tipo de termo?

- Libre de BPA.
- Sin bisfenoles.
- Fabricados con doble capa de acero inoxidable electro pulido.
- Térmico por 10 a 12 horas.

---

36 Sarah Gibbens. 16 de septiembre de 2019 "Las botellas de plástico expuestas al calor extremo podrían ser perjudiciales para la salud". https://www.nationalgeographicla.com/planeta-o-plastico/botellas-expuestas-al-calor-extremo-perjudiciales

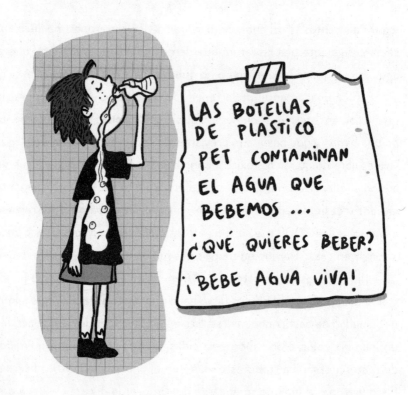

ESTAMOS BEBIENDO PLÁSTICO

Te comparto los resultados de un estudio científico que demuestra que las botellas de plástico PET contaminan el agua que bebemos. La revista científica *Actas de la Academia Nacional de Ciencias* (PNAS) es una de las publicaciones multidisciplinarias más citadas y completas del mundo. En su estudio "Imagen química rápida de nanoplásticos de una sola partícula mediante microscopía SRS", publicado el pasado 8 de enero de 2024 encontraron lo siguiente: "Detectamos e identificamos con éxito nanoplásticos de los principales tipos de plástico. Se estimó que las concentraciones de micronanoplásticos eran de apro-

4. EL AGUA QUE TODOS BEBEMOS

ximadamente $2.4 \pm 1.3 \times 10^5$ partículas por litro de agua embotellada, de las cuales aproximadamente 90 % son nanoplásticos. Esto es mucho más que la abundancia de microplásticos reportada anteriormente en el agua embotellada".[37]

De acuerdo con la Organización de las Naciones Unidas (ONU), cada minuto se compran un millón de botellas de plástico PET. Yo decidí no colaborar con ese millón, decidí no beber agua con plástico. Sé que si voy a un restaurante o a comer a otras casas no me podré librar de ello, pero al menos he decidido reducir mi exposición al máximo posible. No tomo agua en botellas de plástico de un solo uso. No compro los garrafones de veinte litros para el agua que tomamos en familia. Te quiero preguntar, una vez que sabes esto, si está en tus manos poner un filtro de agua en tu casa como el que te describí, ¿te animarías a dejar de comprar agua en garrafones de plástico? ¿Seguirías comprando botellas de agua de un solo uso o las usarías únicamente en caso de emergencia?

¿SABES QUÉ SON LOS MICROPLÁSTICOS Y LOS NANOPLÁSTICOS?

Los microplásticos son pequeñas partículas que constituyen una amenaza para la humanidad. Se abrevian como MP y hay dos tipos:

---

37 Naixin Qian y 13 autores más. "Imagen química rápida de nanoplásticos de una sola partícula mediante microscopía SRS". Artículo de investigación. Revista científica PNAS. 24 de octubre de 2023. https://www.pnas.org/doi/10.1073/pnas.2300582121

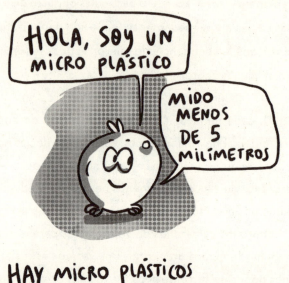

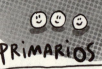
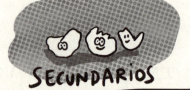

¿Y los nanoplásticos? La diferencia está en el tamaño. Son MP que se han vuelto sumamente pequeños debido al proceso de erosión y fragmentación. Son considerados nanoplásticos o NP cuando miden menos de una micra. Un NP es mucho más pequeño que el grosor de un cabello humano, mucho más pequeño que una bacteria, mucho más pequeño que una célula sanguínea.

4. EL AGUA QUE TODOS BEBEMOS

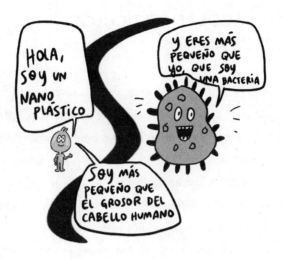

Estos plásticos microscópicos están en el aire, en los ríos y en los mares, en la tierra, en los animales y en los ecosistemas, en nuestra sangre, en el tejido de nuestros pulmones y en la placenta de las mujeres próximas a dar a luz.

En la revista *Nature*, citando a Albert Koelmans, científico ambiental de la Universidad de Wageningen de los Países Bajos, se informa que los humanos pueden ingerir desde decenas hasta más de 100,000 partículas de microplásticos cada día. Además, el experto sostiene que la gente podría estar ingiriendo aproximadamente la masa de microplásticos del valor de una tarjeta de crédito al año. Estamos enfrentando un problema mundial de salud pública. Los MP y NP están en la cadena alimenticia. ¿Cuáles son sus consecuencias en la salud? "Afecta a los sistemas: cardiovascular, renal, gastrointestinal, neurológico, reproductivo y respiratorio; los impactos incluyen cáncer, diabetes y toxicidad neurológica, reproductiva y para el desarrollo".[38]

---

[38] CIEL, Plastic & Health: The Hidden Costs of a Plastic Planet, febrero de 2019. www.ciel.org/plasticandhealth

MICROPLÁSTICOS EN TESTÍCULOS HUMANOS Y CANINOS

¿Qué? ¿Cómo es posible? Esto es lo que revela una investigación científica recién publicada que no puedo dejar de compartirte y de la cual me estoy enterando mientras hago las últimas correcciones de este escrito que debo enviar a la casa editorial. Publicado por Oxford University Press, en nombre de la Sociedad de Toxicología, un equipo de científicos de la Universidad de Nuevo México revela la presencia de microplásticos en las muestras de testículos humanos y caninos.[39]

Los estudios se llevaron a cabo en pruebas de cadáveres en cuarenta y siete caninos y veintitrés humanos, identificando en ellos doce tipos de microplásticos, siendo los de mayor presencia el polietileno (bolsas de plástico), PET (botellas de agua) y PVC. Otro dato interesante de este estudio es que las muestras de humanos presentaban una concentración de microplásticos casi tres veces mayor que la de los perros.

"Estos hallazgos resaltan la presencia generalizada de microplásticos en el sistema reproductivo masculino, tanto en los testículos caninos, como en los humanos, con posibles consecuencias en la fertilidad masculina", y es que hoy hay una evidente y notable disminución de los recuentos de espermatozoides en humanos que están afectando las tasas de natalidad mundial.

Estoy convencida de que se tendrá que encontrar una solución "afuera de la caja" para cortar nuestra dependencia al uso de productos

---

39 Chelin Jamie Hu, Marcus A García, Alexander Nihart, Rui Liu, Lei Yin, Natalie Adolphi, Daniel F Gallego, Huining Kang, Matthew J Campen, Xiaozhong Yu, "Presencia de microplásticos en testículos de perros y humanos y su posible asociación con el recuento y el peso de los espermatozoides de testículo y epidídimo", Ciencias Toxicológicas, 2024; kfae060, https://doi.org/10.1093/toxsci/kfae060

4. EL AGUA QUE TODOS BEBEMOS

plásticos, no sé, el descubrimiento de algún otro tipo de material que lo sustituya y que no sea contaminante, o alguna manera de limpiar al planeta de los plásticos que ya lo invaden todo. ¿Qué opinas?

MICROESFERAS

Las grandes marcas trasnacionales que nos proveen de productos de limpieza y cosméticos fueron las primeras en usar las microesferas y en hacer mucha publicidad acerca de sus propiedades, principalmente en sus exfoliantes faciales y corporales; jabones líquidos y pastas dentales.

Las microesferas se van por el drenaje de millones de hogares. No todas las plantas de tratamiento de aguas residuales son capaces de filtrarlas, por lo que llegan diariamente toneladas de ellas a los cauces y de ahí al estómago de todo el reino marino, introduciéndose así a la cadena alimenticia.

Podría parecer que estoy atrasada en noticias, pues las microesferas fueron prohibidas en muchos países desde el 2015. Eso es cierto, pero aún quedan países sin prohibirlas, y en otros ha sido solamente en forma gradual. Además, las que ya se produjeron se quedarán entre nosotros hasta dentro de mucho tiempo: "Las microesferas perduran; las que están en nuestros océanos se quedarán ahí durante siglos, y aún se permite su uso en productos que no se enjuaguen",[40] señala Tisha Brown, activista de Greenpeace.

Ahora ya sabes el daño que causan, así que, si te encuentras por ahí productos que las contengan, ya sabes qué hacer: no comprarlos.

---

40 Shoe, Des. "¿Qué son las microesferas y por qué han comenzado a prohibirlas?" NYT, 12 de enero de 2018. https://www.nytimes.com/es/2018/01/12/espanol/microesferas-contaminacion-cosmeticos-microbeads.html

LOS MICROPLÁSTICOS SERÁN EL LEGADO DE ESTA CIVILIZACIÓN

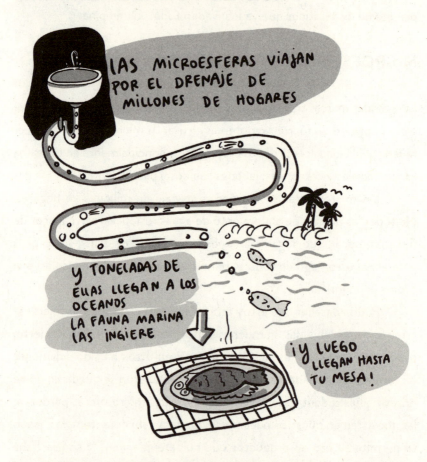

PASARON MUCHAS COSAS EN LOS 70s

¿Sabías que en 1978 las dos marcas de refresco líderes en el mundo vendieron por primera vez sus bebidas en botellas de plástico PET? Antes de eso todo era en vidrio y retornable. El agua nos la vendían en garrafones de vidrio de veinte litros. Permitir las botellas de plástico de un solo uso fue un gravísimo error. No sabíamos lo que íbamos a enfrentar casi cuarenta años después.

4. EL AGUA QUE TODOS BEBEMOS

Se estima que cada año se producen cerca de 400 millones de toneladas métricas de plástico a nivel mundial. Gran parte de estas toneladas termina en vías fluviales y playas, obstruyendo cursos de agua y formando enormes remolinos en el océano. Estos "regalos" para la naturaleza se descomponen en microplásticos o nanoplásticos que, tarde o temprano, además de ir al estómago de los seres acuáticos, van a parar a los pulmones, la sangre y los órganos humanos.

¿Qué marcas son las responsables de la contaminación global por plásticos en seis continentes? Un estudio publicado en la revista de divulgación científica *Science Advances* el 24 de abril del 2024,[41] ha dicho en voz alta lo que ya todos sabíamos. Pero antes de decirte cuáles son las marcas, quiero decirte cómo se llevó a cabo el estudio:

- La investigación global fue liderada por el Moore Institute for Plastic Pollution Research.
- Tardaron cinco años en identificar las marcas responsables de la basura de plástico en el medioambiente (2018-2022).
- Realizaron 1,576 eventos de auditoría en donde más de 100,000 voluntarios de 84 países participaron en la catalogación de más de 1.8 millones de residuos plásticos.
- Como resultado de este exhaustivo trabajo de campo se descubrió que 56 empresas eran responsables de más del 50 % de los residuos plásticos de marca en todo el mundo.
- Entre las principales marcas responsables se encontraba *Coca-Cola*, que lideraba la lista seguida por *PepsiCo*, *Nestlé* y *Danone*.

---

41 *Science Advances*, "Responsabilidad global del productor por la contaminación por plástico", 24 de abril de 2024, https://www.science.org/doi/epdf/10.1126/sciadv.adj8275

"Cada año, cien mil mamíferos marinos y un millón de aves marinas mueren por la ingesta de plástico; otros mueren por enredos, asfixia, estrangulación o desnutrición por estos desechos", Greenpeace.[42]

Nadie ha podido contabilizar hasta el momento cuántos humanos han muerto por culpa de los microplásticos y nanoplásticos. La realidad es que estamos comiendo, bebiendo e inhalando nanoplástico. Estamos ante una crisis, esto es indudable. ¿Qué podemos hacer? Luchar en nuestras acciones diarias y patrones de consumo para reducir nuestra demanda de plásticos, educar a nuestras familias y crear consciencia en nuestras comunidades. Debemos asegurarnos de que los plásticos que lleguen a nuestras casas vayan a centros de acopio. En fin, podemos hacer muchas cosas, menos quedarnos de brazos cruzados. Tú decides si quieres abonar al problema con tus malos hábitos diarios o ser parte de la solución.

Todo el plástico que tires a la basura sin mandar a reciclar irá a dar tarde o temprano al agua, ya sea las aguas subterráneas por los lixiviados de los tiraderos a cielo abierto, al agua de los ríos o al agua del mar; y de ahí, a tu vaso de agua o a tu plato.

MI RELACIÓN CON LA BASURA

La primera vez que vi a alguien separar la basura en su casa fue a una de mis cuñadas a finales de los 90s. Pensé: "¡Pero qué cosa más rara!" Les voy a contar cómo se tiraba la basura en muchos hogares de México antes de que surgiera el reciclaje.

Normalmente había un bote de metal gigante, lo forrábamos de periódico, ahí se ponían los pañales desechables con los restos de comi-

---

42 GREENPEACE, "4 animales que sufren por la contaminación plástica", Daniela Albarrán, 28 de junio, 2019 https://www.greenpeace.org/mexico/blog/2588/4-animales-que-sufren-por-la-contaminacion-plastica/

4. EL AGUA QUE TODOS BEBEMOS

da, las hojas del jardín, las toallas sanitarias, cajas de cartón, papel, los botes de champú, desodorante, envases de cloro, las bolsas de plástico donde vendían el detergente, las botellas de vino, las pilas, etcétera. Ocasionalmente, algún cadáver de ratón que se había atrevido a entrar a la casa y lo habíamos matado a escobazos.

Los envases de refrescos y cervezas no, porque eran de vidrio retornable. No había botellas de agua de plástico de un solo uso. Te entregaban el agua en garrafones de vidrio retornable y un poco más tarde en garrafones de plástico retornables.

A finales de la década de los 70s, se lanzó en la Ciudad de México la primera campaña para exhortar a la población a cuidar el medio ambiente, colocando botes de basura en áreas verdes o zonas públicas. Esta campaña se llamaba "Pon la basura en su lugar" y también se sumaron a ella todos los medios de comunicación, así como programas infantiles como *El Chavo del 8* y *Odisea Burbujas* con el "Eco-loco". Esta campaña fue un esfuerzo importante para concientizar sobre la importancia de no tirar la basura en el suelo. Por supuesto que no se hablaba de separarla, la meta era simplemente ponerla en los botes. Crearon una canción muy pegajosa, por cierto, y creo que fue un gran logro.

El tema de la separación de residuos en México se inició hasta el 2003 con la promulgación de la Ley General para la Prevención y Gestión Integral de los Residuos. Esta legislación imponía a las autoridades locales la responsabilidad de poner en marcha programas de reciclaje y separación de residuos; pero la mayoría de los ciudadanos pasamos por alto esta ley, o como en mi caso, ni nos enteramos.

Fue tres años después que aprendí que esa no era la forma y comencé a separar. He sido objeto de "bullying" por el empeño que pongo en esta tarea. Tengo muchas anécdotas muy divertidas que me han hecho llorar de la risa y otras me han sacado una que otra lágrima de sentimiento. En casa tengo botes para separar y luego llevarlos al tianguis del recicle y, ahora recientemente, a www.ecovivo.mx, un lugar creado por Fernanda Segura, que recibe cuarenta y dos tipos de basura en mi ciudad. Y por supuesto, las tapitas de plástico se van directo a las instalaciones de Mi Gran Esperanza, una organización que se encarga de apoyar el pago de las quimioterapias infantiles.

Hay una frase que escucho mucho dentro y fuera de los talleres de ecología que doy de *Verde a la mexicana*: **"Yo no separo, porque el camión lo revuelve todo"**. Es como un mantra con el que defienden la manera irresponsable de sacar la basura de sus casas; además, me lo dicen con enojo.

Entonces mi argumento es el siguiente: si tú no estás aún listo o lista para llevar tu basura a los centros de acopio o a los puntos limpios de tu colonia y quieres seguir entregando todo al camión recolector, debes separar. Te voy a decir por qué. Si lo haces, le ayudas al señor que viene en el camión porque él va a tomar las bolsas en las que pusiste el aluminio, PET, cartón y vidrio, para después venderlo todo. Además, les estás haciendo su labor más digna. ¿Te parece que es agradable su trabajo? Además, si separas y no revuelves el cartón con los restos de comida (por poner un ejemplo), este se podrá ir derechito a la planta de reciclaje, para que de ahí se obtenga materia prima para hacer cartón de nuevo en lugar de ir a talar más árboles.

LO QUE PARA TI ES BASURA, PARA MILES DE PERSONAS ES DINERO PARA SUBSISTIR

El destino de los camiones recolectores depende del municipio en el que vivas. Hay tiraderos del gobierno, hay privados, otros son en la modalidad de relleno sanitario y, tristemente, está la categoría de tiraderos a cielo abierto. Ahí están los pepenadores esperando nuestra basura. Ellos hacen el trabajo más rudo y sucio que podemos imaginar, viven

4. EL AGUA QUE TODOS BEBEMOS

de nuestros desperdicios. Se dedican a "pepenar"—palabra que proviene del vocablo náhuatl pepena, que significa escoger, recoger— y así, ellos sacan de entre los escombros insalubres todo aquello que puedan vender a las plantas que transformarán nuestra basura en materia prima para hacer otros objetos.

Son el primer eslabón de la industria del reciclaje, muchos de ellos viven en los tiraderos de basura en condiciones infrahumanas. A mayor consumismo, mayor necesidad de acudir a los recursos naturales para seguir fabricando objetos y también mayor generación de basura. Es un círculo vicioso que puede romperse de diferentes formas. Una de ellas es cambiando de modelo económico. Esto no está en nuestras posibilidades. Pero la solución más sencilla y al alcance de la mano de todos es, además de hacer un consumo consciente y responsable, aprender a separar nuestra basura y llevarla al centro de acopio más cercano, para que así el camión de la basura se lleve únicamente la basura sanitaria, lo que sale del jardín, y si no haces composta, la basura de tu cocina.

¿Para qué la vamos a llevar a los centros de acopio? Para que de ahí se vaya a un centro de reciclaje en lugar de a los tiraderos a cielo abierto que con sus lixiviados penetrarán en la tierra y se irán a contaminar los mantos acuíferos que se encuentran varios metros más abajo. Todo está relacionado. **¿Cómo queremos tener agua potable, agua limpia, si no comprendemos que obtenerla es ahora una conquista que hay que alcanzar con consciencia, con educación y con nuestras acciones diarias?** En internet hay directorios de todos los centros de acopio en territorio mexicano como @Ecolana y @Ecose, así como de tianguis del reciclaje. Existen también en muchas ciudades lo que se llaman los "puntos limpios" que son cajas recolectoras de basura estratégicamente señaladas y colocadas para que vayamos ahí a depositar toda la basura que puede ser útil para alguien. Yo crecí con botes en donde todo estaba

INTELIGENCIA NATURAL

revuelto. No había opciones ni educación ambiental ni nada. ¡Pero hoy tenemos esto y más! La verdad no hay pretexto.

¿Te puedo hacer una pregunta? Y tú, ¿cómo te relacionas con la basura que generas en tu casa?

Ahora te invito a que te des una vuelta por *YouTube* y veas este documental que dura veinte minutos y se titula: EL TEMA: CDMX – RESIDUOS[43] hecho por una casa productora mexicana fundada por Diego Luna y Gael García Bernal. Y si te gusta bailar, busca este video chileno que te hará levantarte de la silla: "Cumbia Pa' Reciclar - Cuida el medioambiente, Reduce, Reutiliza, Recicla". [44]

---

43 https://www.youtube.com/watch?v=ytpOsfgY6wl
44 https://www.youtube.com/watch?v=kHvYENYt_iM

5.

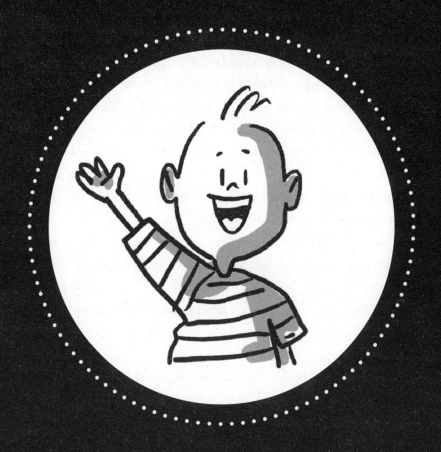

EL PLÁSTICO MÁS SEGURO ES EL QUE NO SE COMPRA

*Así como los dinosaurios fueron extinguidos por un meteorito,
los humanos pueden serlo por culpa del plástico.*
ROBERT BEZAU, EL REY DEL PLÁSTICO

PLÁSTICO

Tenemos una relación muy tóxica con el plástico, no podemos vivir sin él, esa es nuestra realidad. Nos ha venido a solucionar muchísimas cosas en la vida diaria; sin embargo, no solo su origen (petróleo y gas natural) y su destino final (la basura, los ríos, los mares, nuestro cuerpo) son altamente contaminantes, sino que el tiempo que dedicamos a su uso es tiempo en el que nos ponemos en situación de vulnerabilidad para enfermarnos, especialmente si no sabemos cómo relacionarnos con él correctamente. El plástico es un problema global.

Aquí te daré información para que sepas identificarlos, ya que no todos los plásticos son iguales. ¿Te has fijado en los triángulos que vienen grabados en la parte inferior de los envases y materiales de plástico, con un número adentro y unas palabras debajo del mismo? ¿Sabes lo que significan? Es muy importante que lo sepas, tu salud va en ello y aquí te digo por qué.

Hay siete códigos universales de identificación del plástico. El número en su interior indica el código del tipo de resina, es decir, el tipo de plástico, y las siglas debajo del triángulo son el nombre del plástico abreviado.

El triángulo de Möbius, también conocido como el símbolo universal del reciclaje, es un símbolo formado por tres flechas que forman un bucle continuo. Esta banda, con las tres flechas, se inspiró en la cinta de Möbius y simboliza un proceso sin fin, que se repite de manera cíclica. Cada una de las flechas representa un aspecto clave: la reducción, la reutilización y el reciclaje.

5. EL PLÁSTICO MÁS SEGURO ES EL QUE NO SE COMPRA

¿SABÍAS QUÉ?

El símbolo del triángulo del reciclaje fue creado en 1970 por Gary Anderson, de 23 años, estudiante de Arquitectura de la University of Southern California como parte de un concurso patrocinado por la Container Corporation of America (CCA), en el que participaron 500 estudiantes y que buscaba un ícono para promover el reciclaje. El diseño de Anderson simboliza la reutilización infinita de los recursos y le dieron 2,500 dólares de premio.

La presencia del triángulo de Möbius no garantiza automáticamente que un producto sea reciclable en todas las ciudades o países, ya que no en todos los lugares se cuenta con plantas de reciclaje para todos ellos. De los siete tipos de plásticos que hay, como veremos, no todos son susceptibles a reciclar fácil o indefinidamente.

La tasa de reciclaje puede variar dependiendo de que exista un comprador de determinado tipo de plástico para ser llevado posteriormente a vender a una planta recicladora.

Veamos la razón, este es un extracto de un diálogo que tuve con mi amiga Fernanda Segura, coordinadora de Ecovivo[45] y fundadora de Wwhai[46], una plataforma de asesoría y educación ambiental:

Las fábricas que producen objetos de plástico no son las que deciden si un producto se recicla. Tampoco lo hace el consumidor por más

---

45 https://www.ecovivo.mx/

46 https://www.wwwhai.com.mx/

voluntad que tenga al separar sus residuos. La decisión final depende de la existencia de un comprador interesado en ese tipo de plástico. Son ellos quienes determinan si algo se recicla o no.

En términos prácticos, un plástico se considera reciclable solo si existe alguien dispuesto a recogerlo en el lugar donde se generó el residuo, ya sea en una ciudad, un pueblo, un municipio o una colonia para posteriormente llevarlo a vender (porque existe cerca un lugar que se los compre) y obtener un beneficio. Este es un concepto fundamental que debe entenderse ante cualquier discusión sobre residuos.

Los productores pueden publicitar y presumir que sus productos son reciclables, puede venir muy bien señalado el tipo de plástico que es, pero si no hay quién lo compre (porque no hay una planta recicladora cerca) acabará en un vertedero.

NO TODOS SON IGUALES. ¡HAY NIVELES!

No todos los plásticos son iguales, algunos son muy "populares" porque son muy bien pagados en los centros de acopio para su venta a las plantas recicladoras. Otros no deben estar en contacto con alimentos. Otros son altamente tóxicos como el PVC. Están los que no se deben reutilizar para guardar en ellos comida o bebida y están los que ninguna planta recicladora los recibe, son como los "apestados". A continuación, te presento los siete códigos de identificación del plástico:

#1 Tereftalato de polietileno: PET

1. **Usos.** Se usa como envase para contener todo tipo de refrescos, agua, aceite, conservas, cosméticos, detergentes,

5. EL PLÁSTICO MÁS SEGURO ES EL QUE NO SE COMPRA

productos de la farmacia. También se utiliza para fabricar bolsas y ropa de poliéster. Las tapitas de los contenedores de las salsas de la comida que llega a domicilio normalmente son de PET.

2. **¿Lo reciben las plantas de reciclaje?** ¡Es muy bien recibido! México cuenta con la planta recicladora más grande de América, PetStar en Toluca, Estado de México, además de treinta plantas distribuidas en el país, (y muchas plantas recicladoras más que no pertenecen a esta empresa) así que no hay pretexto para que lo tires a la basura revuelto con comida. PetStar es propiedad de varias compañías refresqueras que se unieron para recuperar y reciclar las botellas que ponen en el mercado y convertirlas en nuevas botellas.

3. **¿Lo puedo reutilizar?** Se le conoce como plástico de un solo uso, ya que es muy susceptible a que se alojen bacterias en el interior del recipiente. ¡Así que ya lo sabes! Nada de reutilizarlo.

4. **¿Cuánto tarda en descomponerse en el medio ambiente?** Hasta 150 años, hasta convertirse en un nanoplástico.

5. **Desventajas**: a este plástico migran los químicos que lo componen cuando se somete a cambios de temperatura durante su almacenaje y transporte. Por ello tengo muchos años evitando tomar agua en botellas PET, aunque me esté muriendo de sed.

ECO-TIPS:

- Reducir su uso y nunca reutilizar.
- ¿Te gustan los refrescos? Búscalos en envase de vidrio.
- ¿Tienes sed? Lleva tu agua en termo de aluminio a dondequiera que vayas.

- Todo el PET que compres, asegúrate de llevarlo a un centro de acopio para su posterior transformación. A pesar de ser 100 % reciclable, muy pocas personas hacen esto, lo tiran simplemente a la basura.
- ¿Estás en la calle y no traes tu termo? En lugar de agua puedes calmar tu sed con una cerveza helada o con agua mineral en envase de vidrio o en lata.

#2 Polietileno de alta densidad: PEAD (HDPE por sus siglas en inglés)

1. **Usos:** conocido como "plástico duro", es muy utilizado por su resistencia a la corrosión y durabilidad. Es opaco, es decir, no se puede ver lo que contiene en su interior. Se utiliza para envases industriales, tuberías, juguetes y recipientes para productos del hogar como detergentes, limpiadores y alimentos. No siempre el HDPE viene en forma de envase, también lo encontramos en bolsas para congelar alimentos o guardar alimentos secos que requieren protección contra la humedad, como snacks, nueces y galletas.
2. **¿Lo reciben las plantas recicladoras?** Se recicla al 100 %, por lo que es muy bien recibido en los centros de acopio. De hecho, es el que más se recicla en México y el que mejor se paga a los pepenadores en los centros de acopio debido a que puede someterse a reciclaje hasta diez veces.

5. EL PLÁSTICO MÁS SEGURO ES EL QUE NO SE COMPRA

3. **¿Cuánto tiempo tarda en descomponerse?** Una bolsa de plástico hecha con PEAD que ha sido tirada en el camión de la basura, tardará 150 años en descomponerse en el tiradero a cielo abierto hasta convertirse en un nanoplástico. Pero si se va a un relleno sanitario donde las van a enterrar, tardará mil años en degradarse.

4. **Ventajas:** es uno de los plásticos más seguros o "menos peores" y por esta razón es el más utilizado. No desprende componentes tóxicos cuando lo tienes contigo, por lo que es muy viable para reutilizar una vez que se ha lavado muy bien su interior, pero nunca hay que poner ahí alimentos calientes o calentar en ellos comida o bebida. A partir de 60 grados comienza a desprender partículas de plástico.[47]

Te invito a darte una vuelta en Instagram a un sitio donde lo transforman en cientos de objetos creativos y hermosos: @antropica.eco.mx, es una microempresa mexicana que promueve la economía circular.

#3 Policloruro de vinilo: PVC

1. **Usos:** es muy usado para perfiles de ventanas y puertas, debido a su resistencia a la intemperie y su bajo mantenimiento.

---

47 En este perfil de Instagram verás cómo transforman este plástico en cientos de objetos creativos y hermosos: https://www.instagram.com/antropica.eco.mx?igsh=MWI2aGd5dTg3djQ2bA==

Se utiliza también como material aislante en cables eléctricos, tuberías y sistemas de fontanería, también para tuberías de sistemas de agua potable, drenaje y alcantarillado. Es frecuente su uso en revestimientos de suelos en forma de láminas o baldosas, así como en pavimentos y techos tensados.

2. **¿Lo reciben plantas recicladoras?** Desafortunadamente, en México su tasa de reciclaje es del 2 % por ser muy difícil de trabajar para ello. Cuando se encuentra expuesto en los basureros, a medida que se degrada, libera productos químicos tóxicos. Estos tóxicos, además de ir al aire, son absorbidos por el subsuelo y contaminan con lixiviados los mantos freáticos.

3. **¿Cuánto tarda en descomponerse?** El PVC puede persistir en el medioambiente hasta 1,000 años. Su reciclaje en las plantas es complejo debido a que algunos productos de PVC contienen aditivos químicos, como estabilizadores y plastificantes, que pueden ser bastante difíciles de reciclar. La eliminación incorrecta de productos de PVC puede tener graves consecuencias ambientales. Por ejemplo, cuando se incinera, el PVC puede liberar dioxinas y otros contaminantes peligrosos en el aire.

4. **Ventajas:** el PVC es el derivado más versátil del plástico. Lo puedes encontrar rígido y flexible. Fue uno de los primeros plásticos en descubrirse y es el tercer tipo de plástico que más se utiliza a nivel mundial. Su fabricación es muy barata, es ligero, resistente al fuego, muy buen aislante y, si se le agregan aditivos, puede volverse más resistente aún. Incluso, puede ser transparente o del color que uno quiera y ser más o menos rígido. Es duradero y resistente.

5. EL PLÁSTICO MÁS SEGURO ES EL QUE NO SE COMPRA

5. **Desventajas:** desprende una alta cantidad de tóxicos que van directo al alimento y al agua. Cada vez es menos usado para envasar alimentos.
6. **Niños pequeños:** pongo aparte esta categoría porque tiene que ver más con nuestros hijos. El PVC se utiliza en la fabricación de juguetes como muñecas y productos inflables debido a su bajo costo, ligereza y resistencia al desgaste. Los juguetes de PVC a menudo contienen aditivos químicos, como los ftalatos, que se utilizan para suavizar el plástico. Estos químicos pueden lixiviar o evaporarse del juguete, especialmente cuando los niños lo mastican o lo chupan.

#4 Polietileno de baja densidad: PEBD (LDPE por sus siglas en inglés)

1. **Usos:** es el material del que están hechas muchas de las bolsas de plástico para supermercados y tiendas. También los envases flexibles para alimentos, como bolsas para congelar. Las películas y láminas protectoras para embalaje, así como las botellas de plástico suave como las utilizadas para contener productos de limpieza o productos de cuidado personal. Se utiliza también para hacer las tuberías y sistemas de riego por goteo en la agricultura, así como para los pañales desechables y para algunos juguetes.

2. **¿Lo reciben las plantas recicladoras?** El polietileno de baja densidad es reciclable y se puede procesar para su reutilización en una variedad de productos. La mala noticia es que no todos los programas de reciclaje aceptan todos los tipos de LDPE debido a su baja densidad, pues solo se puede reciclar hasta cuatro veces. Es importante que verifiques las políticas de reciclaje de tu localidad para determinar cómo desechar adecuadamente los productos de LDPE.[48]

3. **¿Cuánto tarda en descomponerse?** Si se trata de bolsas de plástico o de los films para proteger los alimentos, tardará hasta 150 años para convertirse en un nanoplástico.

4. **Ventajas:** resiste temperaturas hasta de 95 grados. Es uno de los plásticos más "seguros" que existen, se pueden reutilizar, rellenar. OJO, la seguridad de un recipiente de LDPE para ponerle alimentos depende de cómo se utiliza. Por ejemplo, si un envase de LDPE se expone a altas temperaturas arriba de los 95 grados o se utiliza para contener alimentos, líquidos muy ácidos o grasos, podría aumentar el riesgo de migración de sustancias químicas del plástico al contenido. Esto de los ácidos y los grasos lo veremos más adelante.

5. **Desventajas:** El uso tan grande que se le da al LDPE para productos de un solo uso, como bolsas de plástico y los vasos desechables rojos o transparentes presentes en muchas fiestas, puede contribuir a la acumulación de residuos plásticos en el medio ambiente. Por ello se invita con tanta urgencia a las personas a que carguen consigo bolsas para la compra que no sean de plástico y no usen vasos desechables en la medida de lo posible.

---

48 Puedes buscar la información en www.ecolana.com

5. EL PLÁSTICO MÁS SEGURO ES EL QUE NO SE COMPRA

5 PP Polipropileno

1. **Usos:** Con este material se fabrican envases y embalajes de alimentos, productos de cosmética, medicinas y productos químicos. De igual modo, materiales industriales para la construcción y para piezas de autos. Es muy frecuente que sea utilizado para la elaboración de textiles como alfombras, tapetes y cuerdas. Se usa mucho para envasar lactosas como el yogur, y también para tapas de botellas y envases. Está muy presente en utensilios de cocina como platos, tazas y cubiertos desechables y en juguetes para niños. Muchos muebles de jardín y productos para exteriores están hechos de PP. Los vasos desechables transparentes y los rojos también están hechos del PP además de LDPE.

2. **¿Lo reciben las plantas recicladoras?** El PP es muy difícil de transformar. Muy pocos centros de acopio lo reciben, ya que tiene un valor económico bajo, lo que desanima a las empresas y a los sistemas de reciclaje a invertir en su recolección y procesamiento. No todos los programas de reciclaje aceptan polipropileno, por lo que es importante verificar las políticas de tu localidad.

3. **¿Cuánto tiempo tarda en descomponerse?** El polipropileno puede persistir en el medio ambiente durante largos períodos si no se recicla adecuadamente. Su estructura molecular es muy resistente y se degrada muy lentamente en condiciones

naturales. Una vez en los vertederos puede tardar entre veinte y treinta años en descomponerse y convertirse en nanoplástico.

4. **Ventajas:** el polipropileno PP es el segundo plástico más usado en el mundo. Se caracteriza por ser resistente, duradero y versátil. Está hecho en un alto porcentaje por carbono e hidrógeno, abundantes en la naturaleza e inocuos; por lo tanto, no contamina químicamente los alimentos y bebidas. No contiene bisfenol A (BPA). Tiene una alta resistencia al calor y a los cambios bruscos de temperatura (se ablanda a partir de los 150 grados), a la humedad y a los productos químicos, lo que lo hace adecuado para una amplia gama de aplicaciones. Por sus ventajas, hay quienes usan contenedores de plástico del #5 en su microondas para calentar comida y también para almacenar alimentos en el refrigerador y en el congelador, pero más vale revisar en la etiqueta o en la página web del fabricante si es apto para alimentos o apto para el microondas, ya que algunos tipos de envases de polipropileno no lo son. En lo personal prefiero utilizar para este fin el vidrio.

#6 *Poliestireno (PS)*

1. **Aclaración:** hay tres subtipos de poliestireno, y es posible confundirlos, ya que cada uno tiene diferentes siglas. Todos ellos, sin embargo, comparten el número #6.

5. EL PLÁSTICO MÁS SEGURO ES EL QUE NO SE COMPRA

2. **Poliestireno de uso general (GPPS):** Se utiliza en una variedad de aplicaciones, incluyendo empaques de alimentos, embalajes cosméticos, dispositivos médicos y juguetes. Puede ser reciclado indefinidamente.
3. **Poliestireno expandido (EPS):** aislamiento térmico y acústico en la construcción, embalaje en la protección de productos, piezas de automóviles, chalecos salvavidas, juguetes y finalmente los controvertidos empaques de comida rápida.
4. **Poliestireno de alto impacto (HIPS):** ganchos de ropa, envases de yogur o crema, carcasas de impresoras y de detectores de humo.

De estos tres, al que hay que bajarle los pulgares con fuerza y convicción es al poliestireno expandido EPS en su forma de unicel. Este material tiene múltiples usos para la construcción, hieleras, fabricación de salvavidas y manualidades; pero su uso más conocido es en las cajitas de comida rápida, de las que llegan a nuestras casas a través de aplicaciones de servicio a domicilio. Su venta, como tal, está prohibida en la Unión Europea y en muchas ciudades de la Unión Americana. En México, afortunadamente, ya hay varios estados que lo prohíben.

El poliestireno expandido (EPS) puede ser una amenaza para la salud humana y el medio ambiente. Cuando se coloca comida o bebidas calientes sobre este material, puede liberar estireno, un probable cancerígeno. Desafortunadamente, muchas personas calientan sus alimentos en el microondas en estos envases. También son una amenaza para la fauna y para el medio ambiente. Estos envases se tiran a la basura sin ton ni son. Por ser livianos, el viento los arrastra fácilmente. Como es muy quebradizo, se convierte en pedazos más pequeños que tardarán mil años en desaparecer. Mientras tanto, los animales silvestres que se encuentren con estos pedazos pueden confundirlos con comida.

El PVC, es uno de los plásticos que menos se reciclan en el planeta y que más daño hacen. Contiene sustancias tóxicas como el estireno, benceno, antimonio o el bromo. Muy pocos centros de acopio lo aceptan.

#7 Otros, también conocidos como grupo de plásticos con mil caras

Se trata de un grupo amplio que engloba varios tipos de plásticos que no se clasifican fácilmente en ninguna de las otras categorías del sistema. **En la mayoría de las plantas de reciclaje no son recibidos. Si se usan, debe ser con precaución.**

1. **Policarbonato (PC):** es uno de los plásticos más comunes dentro de la categoría número 7. Se usa para vidrios antibalas, escudos de la policía, espejos bidireccionales, piezas de electrónica, gafas, superficies de ensamblaje para componentes y gabinetes electrónicos o espejos para salas de interrogatorios. También se usan los paneles de policarbonato en ventanas para reflejar la radiación solar y mantener las habitaciones más frescas. Se usa también para hacer láminas para invernaderos y tragaluces. Algunos garrafones para agua de consumo humano están hechos con policarbonato. Los otros están hechos de PVC. Como desventaja, es importante resaltar que el policarbonato puede liberar bisfenol A (BPA), una sustancia química que ha generado preocupaciones por

5. EL PLÁSTICO MÁS SEGURO ES EL QUE NO SE COMPRA

sus posibles efectos en la salud humana. Es difícil de reciclar y por lo mismo poco aceptado.

2. **Bioplásticos:** son un tipo de materiales plásticos que están hechos, al menos en parte, de fuentes renovables como plantas, almidón de maíz, caña de azúcar, aceites vegetales y otros recursos biológicos. A diferencia de los plásticos convencionales, que se derivan principalmente del petróleo y otros recursos no renovables, los bioplásticos tienen el potencial de reducir la dependencia de los combustibles fósiles y disminuir el impacto ambiental asociado con la producción y eliminación de plásticos. Algunos de los más comunes son:

- **Polilactida (PLA).** Es uno de los bioplásticos más comunes. Está hecho con base en almidón de maíz u otras fuentes vegetales. Se utiliza en envases y productos desechables como bolsas compostables, incluso productos médicos. Es muy biodegradable.

- **Policaprolactona (PCL).** Es otro plástico dentro de esta categoría, es conocido por su biodegradabilidad y su uso en aplicaciones como filamentos de impresión 3D y productos médicos.

- **Polihidroxialcanoatos (PHA).** Son bioplásticos que se producen naturalmente en ciertas bacterias, como una forma de almacenar energía. Los PHA son completamente biodegradables y se utilizan en aplicaciones como bolsas de basura compostables y envases de alimentos.

- **Almidón termoplástico (TPS).** Bioplásticos derivados de almidón de maíz, tapioca u otros almidones vegetales. Se utilizan en una variedad de aplicaciones, desde películas de embalaje hasta productos de un solo uso como cubiertos desechables y envases de alimentos.

Es importante aclarar algo en cuanto a los bioplásticos: no por serlo, se irán a la tierra y se van a degradar como si fueran una cáscara de plátano. Todo depende del bioplástico del que estemos hablando. Algunos pueden requerir condiciones industriales especiales para descomponerse completamente, y no todas las plantas recicladoras tienen esta tecnología. Por ejemplo, el PLA se puede fundir y extrudir en forma de filamento para la impresión 3D o en láminas para la fabricación de envases. Algunos bioplásticos, como los PHA, son compostables y pueden descomponerse en condiciones de compostaje industrial o doméstico.

¿SABÍAS QUE HAY CIERTOS ALIMENTOS QUE NO DEBEMOS GUARDAR EN CONTENEDORES DE PLÁSTICO?

No todos los plásticos son aptos para ser reutilizados con el objeto de guardar alimentos. A su vez, no todos los alimentos pueden guardarse en contenedores de plástico como un tupper. Algunos alimentos ácidos o grasos reaccionan con los químicos del plástico y se mezclan para ir a dar a nuestros estómagos. El plástico #5 no contiene bisfenol A (BPA), ahí puedes almacenar comida, solo que no sea muy ácida o grasosa.

5. EL PLÁSTICO MÁS SEGURO ES EL QUE NO SE COMPRA

Estos son algunos de los alimentos ácidos que no se deben guardar en recipientes de plástico:

- Salsa de tomate: la acidez del tomate puede causar la liberación de compuestos químicos nocivos del plástico al alimento.
- Cítricos (limones, naranjas, etcétera): las frutas cítricas contienen ácido cítrico, que puede provocar la migración de sustancias químicas del plástico al alimento.
- Vinagre: el vinagre es ácido acético y puede causar reacciones químicas no deseadas con el plástico, liberando sustancias tóxicas al alimento.
- Alimentos marinados: el pescado o la carne marinada en vinagre u otros líquidos ácidos pueden reaccionar con el plástico y causar la liberación de sustancias no seguras para el consumo.

Es importante almacenar estos alimentos en recipientes de vidrio para evitar cualquier riesgo de contaminación química. ¿Sabías que la grasa puede interactuar con los componentes del plástico, causando la migración de sustancias químicas al alimento? Los alimentos grasos tienden a absorber los compuestos químicos del plástico con mayor facilidad que otros tipos de alimentos, lo que puede aumentar el riesgo de contaminación. Aquí hay cinco ejemplos de alimentos grasos que no deben ser almacenados en recipientes de plástico:

- Aceite de oliva: es rico en grasas saludables, pero debe ser almacenado en recipientes de vidrio o acero inoxidable para evitar la contaminación por sustancias químicas del plástico.
- Mantequilla: un producto lácteo rico en grasas que puede absorber compuestos químicos del plástico si se almacena en envases inapropiados.

INTELIGENCIA NATURAL

- Queso: algunos tipos de quesos, especialmente los más grasos, pueden verse afectados por la interacción con el plástico si se almacenan durante períodos prolongados.
- Aguacates: son ricos en grasas saludables, pero su textura cremosa y su contenido graso los hacen propensos a absorber sustancias químicas del plástico si se almacenan incorrectamente.
- Frutos secos: algunos frutos secos, como las nueces y las almendras, son naturalmente altos en grasas y pueden ser afectados por la contaminación del plástico si se almacenan en envases inapropiados.
- Carnes grasas: esto incluye cortes de carne como el cerdo, la carne de res marmoleada, el cordero y las aves de corral con piel, ya que contienen cantidades significativas de grasa.
- Embutidos: productos como el salami, el chorizo, el jamón y otros embutidos pueden tener un alto contenido de grasa, especialmente si contienen partes de cerdo.
- Productos lácteos enteros: además de la mantequilla y el queso, otros productos como la crema y la leche entera, también son ricos en grasas.
- Alimentos fritos: cualquier alimento que haya sido frito: papas fritas, pollo frito, empanadas y otros alimentos fritos, contienen altas cantidades de grasas debido al método de cocción.
- Chocolate: especialmente el chocolate con leche y el chocolate blanco, contienen una cantidad significativa de grasa proveniente de la manteca de cacao y otros ingredientes.

La palabra "Tupperware" proviene del apellido de su inventor, Earl Tupper (un ex empleado de DuPont) y del sufijo "ware", que se refiere a

5. EL PLÁSTICO MÁS SEGURO ES EL QUE NO SE COMPRA

artículos o productos, en este caso, productos de Tupper. Incluso, el Diccionario de la Real Academia Española (DRAE) incluye una versión castellanizada de dicho término: táper, túper o tóper, cuyo significado es "recipiente con cierre hermético que se usa para guardar o llevar alimentos". Esta revolucionaria forma de almacenar alimentos salió a la venta en 1946.

- Si vives en México, en esta dirección podrás obtener el directorio más completo de centros de acopio www.ecolana.com.mx
- Si vives en Estados Unidos, www.earth911.com promueve la economía circular y ayuda a millones de personas a encontrar opciones locales de uso final para productos y embalajes, utilizando el directorio curado más grande de lugares de reutilización, donación y reciclaje.

SÍMBOLOS DE RECICLAJE EN EL EMPAQUE DE PRODUCTOS: SIGNIFICADO Y APLICACIÓN

Además de los siete símbolos para el plástico, te comparto otros símbolos importantes que te encontrarás en algunos envases o empaques de muchos productos de consumo ordinario.

1. Punto verde, significa que ese empaque o el producto está hecho con material reciclado

2. A este hombre tirando basura se le conoce como el Tydiman, y significa que eso que tienes en las manos es fácil de reciclar. Su intención es animarte a que seas responsable en la separación de tus residuos.

3. Este bote de basura cruzado es el símbolo que te indica que se trata de un residuo electrónico, y que no debes tirarlo a la basura. Para desecharlo, debes buscar un centro de acopio para residuos electrónicos.

4. El símbolo del Forest Stewardship Council (FSC, por sus siglas en inglés), se utiliza para identificar los productos de madera que cumplen con los estándares de sostenibilidad forestal. Es decir, que la madera no fue talada irresponsablemente.

5. Compostaje. Este símbolo se utiliza para identificar los productos y envases que son biodegradables y aptos para el compostaje y convertirse en abono para plantas.

BUENAS NOTICIAS

En términos de consumo de plástico per cápita, Japón se encuentra en los primeros lugares. Sin embargo, en términos de producción total de residuos plásticos, China y Estados Unidos lideran la lista, seguidos por India, Brasil y México.

Científicos e investigadores japoneses están trabajando arduamente para encontrar soluciones al problema global del plástico. Están preocupados de ser líderes en consumo de plástico per cápita.

PLÁSTICO VERDE

En abril de 2024 se dio a conocer una noticia alentadora, que podría marcar un hito en esta lucha: el nacimiento de un bioplástico al que han bautizado como "plástico verde".

El investigador Taguchi Seiichi, de la Universidad de Kobe en Japón, con un equipo de bioingenieros, está desarrollando un material innovador utilizando bacterias modificadas genéticamente. Este material es un bioplástico que destaca por su alta resistencia y por su capacidad para biodegradarse, incluso en agua de mar. Buscan que pueda producirse a escala industrial.

El trabajo de Taguchi ha sido publicado en la prestigiosa revista científica *ACS Sustainable Chemistry & Engineering*.[49] Este proyecto ya cuenta con el respaldo financiero necesario para hacerlo realidad. La empresa japonesa Kaneka Corporation y el Instituto Nacional de Ciencias y Tecnologías Avanzadas están apoyando este proyecto, con el objetivo de fabricarlo a gran escala en el 2030.

---

49 ACS Sustainable Chem. Ing. 2024, Fecha de publicación: 9 de abril de 2024. https://doi.org/10.1021/acssuschemeng.3c07662

LA BACTERIA COME PET

Se llama Ideonella Sakaiensis, y fue descubierta en el lodo recolectado afuera de una fábrica de botellas en Osaka, Japón. La bacteria parece alimentarse exclusivamente de PET y lo descompone utilizando solo dos enzimas. Este proceso de descomposición del PET en ácido tereftálico y etilenglicol, las dos sustancias a partir de las cuales se fabrica, no son perjudiciales para el medio ambiente. Luego, las bacterias digieren ambas sustancias.

El equipo de investigación espera que este descubrimiento conduzca a nuevas formas de descomponer el plástico, utilizando las propias bacterias o las dos enzimas que utilizan para el trabajo. Sin embargo, este proceso lleva bastante tiempo, aproximadamente seis semanas a 30 °C, para degradar completamente un trozo de PET del tamaño de una uña. Por lo tanto, los científicos están buscando formas de mejorar la eficiencia de este proceso, posiblemente a través de la ingeniería genética.

"Los efectos son modestos (no es una solución completa a la contaminación plástica), pero muestran cómo las bacterias podrían ayudar a crear un reciclaje más respetuoso con el medio ambiente. Los plásticos son polímeros complejos, lo que significa que son cadenas largas y repetidas de moléculas que no se disuelven en agua. La resistencia de estas cadenas hace que el plástico sea muy duradero y hace que tarde mucho tiempo en descomponerse de forma natural. Si pudieran descomponerse en unidades químicas solubles más pequeñas, entonces estos componentes básicos podrían recolectarse y reciclarse para formar nuevos plásticos en un sistema de circuito cerrado".[50]

---

50 Flashman, Emily. How plastic-eating bacteria actually work – a chemist explains. Publicado: 18 de abril de 2018, THE CONVERSATION, Academic rigour, journalistic flair. https://theconversation.com/how-plastic-eating-bacteria-actually-work-a-chemist-explains-95233

6.

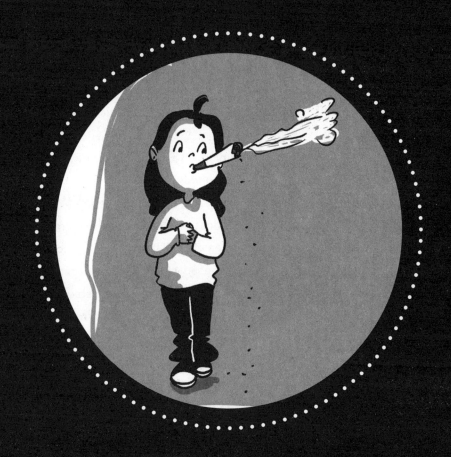

¿NOS ECHAMOS UN CIGARRITO? UNA ADICCIÓN SOCIALMENTE ACEPTADA

INTELIGENCIA NATURAL

Dejar de fumar es fácil.
Yo ya lo dejé unas cien veces.
MARK TWAIN

EL PLACER DE FUMAR

¡Fumar es delicioso! Si no fuera así, no habría más de un billón de fumadores en el mundo. Yo no soy nadie para condenarlos, empecé a fumar a los 13 años, todos a mi alrededor lo hacían: mis papás, hermanos, abuelos, tíos, primos, amigas. Se fumaba en el cine, en el avión, en el restaurante, en el camión. Era completamente normal. Dejé el cigarro en el año 2000. Entonces, el tabaco se convirtió en algo totalmente inaceptable para mí. ¡Jamás creí que volvería a hacerlo!

Pero "más pronto cae un hablador que un cojo" y volví a fumar en el 2018 por pocos meses, y después en el 2020, justo en el inicio de la pandemia, que coincidió con la enfermedad y muerte de mi papá. Definitivamente, volver a fumar fue para mí como una mala amistad: tóxica y divertida. Mi ansiolítico y compañero en las épocas difíciles. El problema es que el tabaco no me dio consuelo, solo me creó dependencia.

Luché por dejarlo, pero tuve mis recaídas. Desde noviembre de 2021 no he vuelto a fumar, estoy limpia. En la casa me decían que me iban a tomar un video para subirlo a las redes para que vieran que Lucía, la de *Verde a la mexicana*, fumaba. Me sentía miserablemente incongruente.

Fumar mata, todos lo sabemos, y es tan adictivo que según cifras publicadas por la revista científica *The Lancet*, en un estudio de 2021 sobre la carga mundial de enfermedades (GBD), se consumen 7 trillones y 410 billones de cigarros al año.[51] ¿Te imaginas el negocio para

---

51 https://www.thelancet.com/journals/lancet/article/PIISO140-6736(21)01169-7/fulltext

las tabacaleras? ¿Te imaginas la cantidad de enfermos a causa del cigarro y lo que le cuesta al sistema de salud de cualquier país y a las familias? ¿Crees que un fumador no piensa en esto? El tabaquismo es una enfermedad adictiva y crónica socialmente aceptada.

CAMPAÑA DE DIFAMACIÓN

Recientemente, tuve la oportunidad de leer un libro que me dejó asombrada, no solo por su meticulosa y detectivesca recopilación de información por parte de los autores, sino también por su acusador contenido. *Mercaderes de la duda* revela cómo científicos, financiados por poderosos *lobbies* de la industria del tabaco, así como su alianza con políticos poderosos, lograron ocultar durante años la verdad sobre los efectos mortales del tabaco. Y todo esto atacando, desprestigiando, persiguiendo y amenazando a los científicos "buenos" que tenían las pruebas de la verdad y que trataban de gritarlo a los cuatro vientos.

Durante años se trató de distraer la atención utilizando millonarias campañas publicitarias para ocultar el problema central de la industria del tabaco: "La evidencia aplastante de que el tabaco mataba a la gente. Que causaba cáncer era un hecho y la industria lo sabía. Así que se buscaba algún medio para desviar la atención de esto. De hecho, la industria lo sabía desde principios de la década de los cincuenta, cuando empezó a utilizar la ciencia para combatir la ciencia".[52]

Esta es la razón por la que hasta el 2009 la Agencia de Drogas y Alimentos (FDA) obtuvo el permiso del Congreso de Estados Unidos para regular el tabaco como una droga socialmente adictiva.

---

52 Oreskes, Naomi Conway, Erik M (2011). *Mercaderes de la duda.* Madrid: Capitán swing Libros, S.L. Página 32.

Este libro hace una denuncia exponiendo nombres, fechas y todo tipo de detalles de cómo se está haciendo la misma cortina de humo y campaña de difamación que se hizo con el tabaco, pero ahora con el cambio climático y la lluvia ácida.

HUMO DE SEGUNDA MANO

El fumador no debe imponer su toxicidad a los de junto, pero lo hace inevitablemente. Los fumadores pasivos también se enferman, y una cifra importante de ellos muere por esta causa. En el grupo de los "fumadores pasivos" están incluidos los bebés en útero, los niños pequeños y las mascotas.

"Humo de segunda mano" son los componentes orgánicos volátiles VOC que componen el humo del cigarro, y que contiene amoníaco, bencina, monóxido de carbono, cromo, cianuro, formaldehído y polonio (que, por cierto, es una sustancia radiactiva).

¿QUÉ TANTO ES TANTITO? TE PREGUNTARÁS

Según la Clínica Mayo,[53] el humo de segunda mano contribuye a causar problemas graves de salud, tales como:

- Cáncer.
- Enfermedad cardíaca.
- Enfermedad pulmonar.

---

53 Theimer, Sharon para la red Informativa de la Cínica Mayo. Consejos de salud: "Humo de segunda mano: evitar los peligros del aire", (2018) https://newsnetwork.mayoclinic.org/es/2018/09/21/consejos-de-salud-humo-de-segunda-mano-evitar-los-peligros-del-aire/

6. ¿NOS ECHAMOS UN CIGARRITO?
UNA ADICCIÓN SOCIALMENTE ACEPTADA

¿Sabes qué pasa si una mujer embarazada se expone al humo de segunda mano? De acuerdo con la Clínica Mayo, aumenta el riesgo de:

- Bajo peso del bebé al nacer. La exposición al humo de segunda mano durante el embarazo aumenta el riesgo de que el bebé nazca con bajo peso.
- Síndrome de muerte infantil súbita (SMIS). Se considera que la exposición al humo de segunda mano aumenta el riesgo de síndrome de muerte infantil súbita.
- Asma y enfermedad respiratoria. La exposición al humo de segunda mano está vinculada con mayor riesgo para asma y sibilancia infantil (y de mayor gravedad).
- Infecciones. Los bebés cuyos padres o madres fuman son más propensos a contraer bronquitis y neumonía durante el primer año de vida.

HASTA PARA FUMAR
HAY QUE TENER EDUCACIÓN

- Si fumas, no te hagas el desentendido y pregunta: "¿Te importa si fumo?" Porque la respuesta es que sí. A la gran mayoría de las personas sí les importa, aunque les dé vergüenza decirlo.
- Si hay bebés y niños a tu alrededor, no se debe fumar.
- Si hay mujeres embarazadas a tu alrededor, no se debe fumar.
- Si vas de visita a una casa y ves que ahí nadie fuma, sal a la calle o al jardín a fumar.
- Si te prestan una casa para ir de vacaciones y te piden que no fumes adentro, no se debe fumar.
- Si vas en un coche con varias personas y prendes un cigarro "porque ya no aguantas más", estás imponiendo la toxicidad

de tu cigarro a los demás. Mejor pide que se detengan y bájate a fumar al aire libre. De lo contrario los estarás exponiendo al humo de segunda y tercera mano.

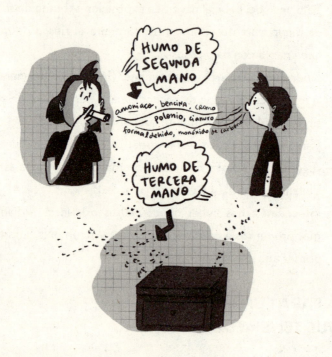

HUMO DE TERCERA MANO

Los compuestos orgánicos volátiles (VOC) que se desprenden en el humo del cigarro no solo entran a nuestros pulmones, también tienen la capacidad de adherirse al cabello y a la ropa del fumador, así como a los objetos que se encuentran en los espacios cerrados como: muebles, cortinas, tapetes, ropa de cama, pisos, interior de los vehículos, incluso las paredes. Los VOC se concentran y acumulan como si fuera un polvo invisible, con la capacidad de permanecer ahí durante meses. No desaparecen si ventilas el área o si dispersas aerosol para eliminar el olor a cigarro.

¿QUÉ DICE LA CLÍNICA MAYO AL RESPECTO?

- Las sustancias químicas del humo de tercera mano incluyen la nicotina, así como sustancias cancerígenas, como el formaldehído, la naftalina y otras.
- Las personas se exponen a las sustancias químicas del humo de tercera mano cuando tocan superficies contaminadas o respiran los gases que puede liberar el humo de tercera mano.
- Los bebés y los niños pequeños corren un mayor riesgo de exposición al humo de tercera mano que los adultos a causa de actividades como gatear y llevarse objetos a la boca. También tienden a pasar más tiempo en espacios cerrados.
- No se han estudiado con profundidad los efectos de la exposición a largo plazo de las toxinas del humo de tercera mano. Sin embargo, algunas investigaciones han demostrado que fumar en espacios cerrados aumenta el riesgo de exposición a sustancias químicas nocivas, y que con la ventilación y la limpieza no se logra eliminar por completo estos peligros.
- La única manera de proteger a los no fumadores, especialmente a los niños pequeños de los peligros del humo de tercera mano, es eliminar cualquier posibilidad de fumar en espacios cerrados, incluso dentro de los vehículos.[54]

TABACO Y MASCOTAS

El sistema respiratorio de los perros y gatos es muy parecido al nuestro. Por su peso y tamaño, están aún más expuestos a los químicos tóxicos.

---

[54] https://www.mayoclinic.org/es/healthy-lifestyle/quit-smoking/expert-answers/third-hand-smoke/faq-20057791

Los perros, que son fumadores pasivos, tienden a desarrollar cáncer nasal y de pulmón; el humo puede provocarles también conjuntivitis, tos y picazón en los ojos; así como bronquitis, asma y alteraciones en su corazón. Los gatos, al parecer, tienen más probabilidades de ser afectados por el humo del cigarro, ya que los miles de partículas VOC que desprende el cigarro se adhieren a su pelaje. Debido a que lamen su cuerpo para asearse, es muy común que se dé cáncer oral y linfoma.

Por su poderoso sentido del olfato, los perros pueden prácticamente "ver" por su nariz. El área cerebral dedicada al olfato en los perros es cuarenta veces mayor que en los humanos, así que imagínate lo que les molesta el humo de cigarro de sus amos. ¿Lo habías pensado?

DONDE HUBO HUMO, COLILLAS QUEDAN

El fumador puede, pero no debe, imponer sus "bachichas" al planeta. Dejar tiradas las colillas en la calle es como si hicieras del baño a cielo abierto y fueras dejando tus excedentes biológicos en la banqueta, como los perritos. El fumador debe hacerse cargo de sus colillas. Cada vez vemos más a los dueños de los perros mientras los pasean por la calle recogiendo su excremento en bolsas de plástico. Pero ¿cuándo has visto a fumadores transeúntes que al terminar su cigarro busquen un lugar para tirar la colilla adecuadamente?

6. ¿NOS ECHAMOS UN CIGARRITO?
UNA ADICCIÓN SOCIALMENTE ACEPTADA

La estadística señala que 7 trillones 419 billones de cigarros se convierten en colillas a los cinco minutos de que fueron encendidos. Muchas de esas colillas terminan en la calle, aplastadas por un zapato, tiradas en el campo o en la arena.[55]

Es muy respetable si el fumador quiere, conscientemente, ensuciar sus pulmones. Nadie puede interferir con esa decisión; sin embargo, no tiene ningún derecho a ensuciar, al mismo tiempo, el pulmón de sus vecinos, al planeta y hacerse además el desentendido.

¿Fumas? ¿En dónde tiras tus colillas? ¿En el W.C.? ¿En la basura? ¿En la calle? ¿En la arena cuando estás en el mar? ¿En el campo? ¿Por la ventana de tu auto? Es momento de parar. ¡Son demasiadas colillas en el mundo rondando por ahí! Hay que cerrar el círculo de su reciclaje. De hecho, las colillas contaminan mucho más los ríos y los mares que los popotes. ¿Qué hay dentro de la colilla de cigarro? Plástico impregnado de sustancias altamente tóxicas: trazos de plomo, arsénico y cadmio, sustancias que pueden infiltrarse en el suelo y en las aguas subterráneas.

"Al arrojar las colillas al suelo, no solo estamos generando basura, también provocamos una serie de efectos devastadores para la naturaleza. Por ejemplo, cuando llueve, las colillas entran en contacto con el agua, liberando al medio las sustancias que las conforman, contaminando no solo el agua sino también los suelos. Hasta algunos animales pueden ser envenenados, incluso llegan a desaparecer, ocasionando que la estructura del suelo se vea afectada, transformando así,

---

55https://www.greenpeace.org/argentina/blog/problemas/contaminacion/%-F0%9F%9A%AC-colillas-de-cigarrillos-mini-bombas-tóxicas-para-el-ambiente/#:~:text=Esos%20componentes%20t%C3%B3xicos%20quedan%20en,entre%2040%20y%201000%20litros.

las superficies en impermeables e infértiles".[56] Comisión Nacional de Áreas Naturales Protegidas, Gobierno de México.

¿Qué hacer si fumas? Trae contigo una cajetilla vacía y coloca ahí tus colillas. Al final del día ponlas en una botella PET. Cuando se llene, busca un centro de acopio de colillas en tu localidad. Si estás en tu casa, no las tires por ningún motivo al bote de basura o al WC.

"Las consecuencias ambientales del consumo de tabaco lo trasladan de ser un problema individual a ser un problema humano", afirma Oleg Chestnov, subdirector general de la **OMS. "No se trata solo de la vida de los fumadores y de quienes los rodean, o incluso de aquellos involucrados en la producción de tabaco. Lo que ahora está en juego es el destino de un planeta entero".** [57]

Una bachicha de cigarro es un residuo tóxico y peor es tirar a la basura los dispositivos de los cigarros electrónicos, no solo por estar hechos de plástico, sino porque contienen baterías en su interior.

Con el surgimiento de los dispositivos de vapeo recargables y desechables, no solo ha surgido un grave problema de salud humana, sino que a la par, está creando un problema ambiental por la manera indiscriminada como se tiran a la basura los cigarrillos-e desechables y los recargables: como si fueran una servilleta de papel. Los consumidores de estos productos no se detienen a reflexionar que en su interior viene una batería de litio y que además los cartuchos contienen niveles importantes de metales como cadmio, níquel y plomo, los cuales representan un riesgo para la salud y el medio ambiente si no se desechan adecuadamente.

---

56 GOBIERNO DE MÉXICO, Comisión Nacional de Áreas Naturales Protegidas | 30 de mayo de 2019. https://www.gob.mx/conanp/es/articulos/colillas-enemigas-del-ambiente

57 "Las colillas permanecen durante doce años en la naturaleza" Cristina Crespo Garay 23 de julio 2020 https://www.nationalgeographic.es/medio-ambiente/2020/07/las-colillas-permanecen-durante-doce-anos-en-la-naturaleza

6. ¿NOS ECHAMOS UN CIGARRITO?
UNA ADICCIÓN SOCIALMENTE ACEPTADA

En promedio, se calcula que cada una de las pilas de un vape puede contaminar hasta 600,000 litros de agua con químicos como mercurio y litio. Además, al estar compuestos en su mayoría de plástico difícil de reciclar, se le considera "plástico de un solo uso", el cual también tiene un impacto negativo en el medio ambiente. **Y ¿sabes qué? El medio ambiente es donde vivimos, es nuestra casa común, no es Marte o Saturno.** Si tienes adicción al cigarrillo-e te invito a que consultes en tu localidad cómo o a dónde puedes llevar los dispositivos; pero por favor, no los tires a la basura. Así que, si fumas, ahora ya lo sabes.

7.

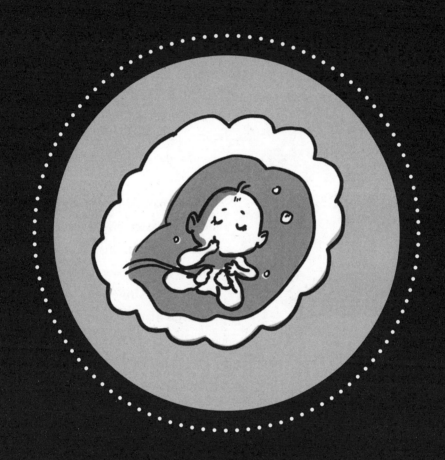

FERTILIDAD A LA BAJA

FERTILIDAD EN PELIGRO

La metáfora del útero femenino como una tierra fértil y rica en nutrientes está cada vez más alejada de la realidad actual. En lugar de ser un terreno propicio para la concepción y el desarrollo embrionario, el útero femenino se asemeja cada vez más a una tierra contaminada por herbicidas, fertilizantes y disruptores endocrinos, empobrecida en nutrientes esenciales. Esta analogía resalta la urgencia de abordar los múltiples factores que contribuyen no solo a la disminución de la fertilidad femenina y también la manera en que pasamos de una generación a otra los tóxicos que bioacumulamos en nuestro cuerpo y que no podemos eliminar, pero sí pasar a nuestros hijos durante el embarazo.

La fertilidad humana enfrenta un desafío sin precedentes en la era moderna. ¿Cómo podemos garantizar la salud reproductiva de las generaciones futuras?

Un cuerpo intoxicado no puede engendrar un bebé sano, esto es sentido común. Pero ahora, el problema ya no es tanto que el bebé nazca sano o enfermo, el problema es que las parejas están teniendo serios problemas para concebir un hijo.

El Consejo Nacional de Población (CONAPO) anunció en 2022 que tiene un registro de 1 millón 400 mil parejas mexicanas con problemas de esterilidad. Esto significa que estamos ante un problema de salud pública. La información del Censo de Población y Vivienda

7. FERTILIDAD A LA BAJA

2020 de México muestra que, por primera vez, el nivel de fecundidad del país se encuentra por debajo del de reemplazo poblacional. Nuestra Tasa Global de Fecundidad (TGF) es de 1.9 hijos por mujer, cuando debería de ser de 2.1, el convencionalmente considerado como indicador del reemplazo de la población en el largo plazo.[58] En abril de 2012, la Organización Mundial de la Salud declaró la infertilidad como una enfermedad, y reconoce el derecho a ser tratada.

Problemas en las mujeres:
- Anomalías en ovarios, trompas y útero.
- Sistema endocrino, problemas con la hormona tiroidea.

Problemas en los hombres:
- Problemas para eyacular.
- Ausencia o baja concentración de espermatozoides.
- Trastornos hormonales.
- Anomalías en la forma o la movilidad de los espermatozoides.

HORMONALMENTE, ESTAMOS CONTAMINADOS

Pregunta: "Yo pensé que te casabas y que lo que seguía era tener hijos. Me embaracé a los seis meses de casada. Para mí, tener hijos después de casarte era lo normal. Sin embargo, ahora veo a mi alrededor muchas amigas y conocidas que no pueden embarazarse o que pierden a sus bebés, ¿qué está pasando?" —Andrea.

---

58 Gayet,Cecilia Ines y Juárez, Fátima. "Nuevo escenario de baja fecundidad en México a partir de información censal". En edición: Vol.12, Núm. 3 por INEGI https://rde.inegi.org.mx/index.php/2022/01/03/nuevo-escenario-de-baja-fecundidad-en-mexico-a-partir-de-informacion-censal/

Respuesta: "A nivel mundial, la infertilidad en las parejas ha ido en aumento. Se ha demostrado que los plaguicidas organoclorados, los derivados de combustibles fósiles, los hidrocarburos aromáticos policíclicos, los óxidos de azufre y de nitrógeno, los metales y las partículas suspendidas, generan efectos adversos sobre la capacidad de embarazarse. La evidencia epidemiológica y experimental es cada vez mayor, y demuestra que hay una relación consistente entre la presencia de estos factores y los problemas que tienen cada vez más parejas en el mundo para concebir un hijo".[59]

EMBARAZO TÓXICO

Es crucial que las mujeres que planean embarazarse preparen su cuerpo, igual que el agricultor prepara la tierra antes de sembrar. Es esencial que el cuerpo de una mujer esté bien nutrido, y este objetivo debe establecerse mucho antes de que se confirme un embarazo.

Además de asegurarse de que su cuerpo y su vientre sean el mejor lugar para dar vida, una desintoxicación es esencial si se está planeando tener hijos. Así como cuando haces un "detox" en tu alimentación. La desintoxicación implica una decisión de estar alejada al máximo posible de sustancias sintéticas que estén dañando el cuerpo que será el futuro hogar de un bebé por nueve meses, y ojo, principalmente lejos de los disruptores endocrinos. Los futuros padres también deben someterse a este "detox", ya que la calidad de su esperma cuenta también en la ecuación.

---

59 Revista de la Facultad de Medicina de México de la UNAM. "Estilo de vida, contaminación atmosférica y problemas que afectan la salud reproductiva en la mujer", Rev. Fac. Med. (México) volumen 61, número 2. Ciudad de México, marzo/abril de 2018. https://www.scielo.org.mx/scielo.php?script=sci_arttext&pid=S0026-17422018000200007

7. FERTILIDAD A LA BAJA

Es evidente que la contaminación y la exposición sistemática a químicos tóxicos de una mujer antes y durante el embarazo pueden afectar el desarrollo físico y cognitivo del bebé de varias maneras. Esto puede dar como resultado un coeficiente intelectual más bajo, retrasos en el desarrollo del lenguaje y habilidades motoras, dificultades de atención y concentración, así como problemas de memoria. Estos efectos pueden persistir durante la infancia y tener un impacto duradero en el rendimiento académico y en la capacidad para funcionar en la vida diaria.

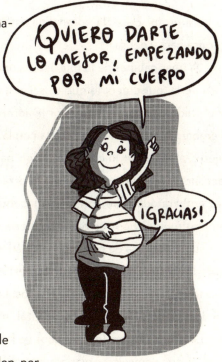

SACAR EL "FUA"

Tenía mucha curiosidad de disparar con una pistola. No porque me gustaran las armas, simplemente quería vivir la experiencia, ya que, leyendo a Alejandro Jodorowsky, lo mencionaba como terapia para mujeres, como un acto simbólico y a manera de ritual para impactar el subconsciente. Lo recomendaba, poniéndolo en mis propias palabras, para sacar el "FUA". En ese entonces vivía en California, donde las tiendas de armas son una realidad completamente normal. Muchas de ellas tienen plataformas para tiro, incluso escuelas. Allá fui, elegí mi pistola y me pusieron unos protectores para no escuchar las detonaciones. Estuve una hora en mi clase, la adrenalina estaba a tope y la energía en ese lugar era baja y densa.

A unas cabinas de la mía estaba una joven embarazada disparando. Al verla, quise decirle que se saliera, que su bebé estaba sufriendo por el ruido de los disparos y por la adrenalina. No lo hice, lo confieso; sin embargo, me quedé impactada con la imagen. Creo que muy pocas mujeres en su sano juicio harían algo para dañar a su bebé en útero, especialmente a sabiendas de que lo están haciendo. Pero las hay: mujeres embarazadas que consumen alcohol, drogas o tabaco. Estos son ejemplos muy obvios que nadie refutaría.

Estoy segura de que muchas madres no tienen idea de que algunas de las cosas que hacen mientras están embarazadas, en algunos de los casos, son extremadamente tóxicas. La protección de nuestros hijos cuando aún no han nacido es de vital importancia. Sobran evidencias científicas sobre cómo los químicos de los que hemos venido platicando y con los que convivimos diariamente, tienen el poder de llegar a la placenta y de causar mucho daño.

El primer trimestre del embarazo es especialmente delicado. Es el periodo embrionario en el que se forman todos los órganos y es cuando se producen la mayoría de las anomalías y malformaciones en los bebés. Es sumamente importante que una mujer embarazada evite estar expuesta a los vapores de la pintura, al humo del cigarro, a fumigantes, a pesticidas y a los olores que emanan de los productos de limpieza comercial y cosmética con fragancia artificial. Velas aromáticas, mikados e inciensos son solo algunos ejemplos.

HABLEMOS SOBRE VÍCTIMAS INOCENTES

El bebé no está protegido contra los contaminantes ambientales debido a que la placenta es muy permeable. Solo la madre puede funcionar

7. FERTILIDAD A LA BAJA

como escudo, apartándose de esta contaminación. Es importante recalcar que la contaminación continúa después del nacimiento si la madre le da pecho a su hijo y se expone a los agentes tóxicos que pasarán por la leche materna. La información es poder, pasa la voz por favor.

¿SABÍAS QUÉ?

- Los disruptores endocrinos son lipofílicos, lo que significa que tienen la capacidad de almacenarse en las células de grasa del cuerpo.
- Las mujeres absorbemos los disruptores hormonales de una manera única al almacenarlos en nuestra grasa corporal, y al tener la capacidad de dar vida, pasamos estas sustancias a nuestros hijos en el vientre por medio del cordón umbilical.

PREGUNTAS Y RESPUESTAS

Pregunta: "Soy adicta al cigarro. Ahora que estoy embarazada, fumo cigarro electrónico cuando siento que ya no puedo más. Pienso que así le hago menos daño a mi bebé, ¿qué opinas?"

Respuesta de la Clínica Mayo: "La mayoría de los cigarrillos electrónicos contienen nicotina, que daña permanentemente el cerebro y muchos otros órganos del bebé en desarrollo. Los líquidos de los cigarrillos electrónicos también contienen sustancias químicas, saborizantes y otros aditivos que podrían no ser seguros para tu bebé".[60]

---

60 Mayo Clinic. "¿Está bien vapear durante el embarazo?" 24 de marzo de 2023 https://www.mayoclinic.org/es/healthy-lifestyle/pregnancy-week-by-week/expert-answers/vaping-during-pregnancy/faq-20462062

INTELIGENCIA NATURAL

Pregunta: "Si fuera cierto todo eso que dices, miles de bebés morirían antes de nacer o poco después, habría muchos con malformaciones o con cáncer. Mi mamá, por ejemplo, estuvo expuesta al humo del cigarro en todos sus embarazos y, después de parir, fumaba cerca de mí y de mis hermanos. Limpiaba su casa con cloro, con limpiador de aceite de pino, usaba FLIT para matar las cucarachas, en fin, todos estábamos expuestos a muchos de los que tú llamas "disruptores hormonales", y no nos pasó nada. ¿No estás exagerando?"

Respuesta: "Existen diversos estudios que establecen que, en mayor o menor grado, todos somos portadores de disruptores en nuestro organismo al almacenarse muchos de ellos en la grasa corporal. No obstante, la exposición a dichas sustancias químicas durante la vida adulta o antes del nacimiento, podría afectar negativamente a la salud reproductiva de las generaciones futuras. Así, según la etapa del crecimiento en la que se produjo el contacto, se relacionan con: alteraciones en la formación y cierre de la uretra (hipospadia), alteración en la localización de los testículos (criptorquidia), alteraciones en la espermatogénesis, cáncer testicular en la edad adulta, trastornos de la función ovárica y anomalías benignas del útero y las mamas o endometriosis".[61]

• ¿Preferirías proteger tu salud y la de tu bebé evitando los disruptores hormonales, o crees que es un tanto exagerado lo que se dice sobre las posibles complicaciones durante el embarazo?

---

61 Doctor Ten, Jorge, director de la Unidad de Embriología del Instituto Bernabeu. "Tóxicos ambientales, disruptores endocrinos y fertilidad" https://www.institutobernabeu.com/es/foro/toxicos-ambientales-y-fertilidad-disruptores-endocrinos/

- ¿Te sientes más segura evitando el contacto con productos químicos tóxicos durante el embarazo o crees que es aceptable exponerte a ellos en cantidades moderadas?
- ¿Preferirías evitar por completo el humo del tabaco durante el embarazo para proteger la salud de tu bebé o estás dispuesta a tolerar ciertas exposiciones esporádicas?
- ¿Te parecería más conveniente adoptar un enfoque proactivo para evitar la exposición a contaminantes químicos durante el embarazo o confiarías en que tu cuerpo pueda tolerarlos sin efectos adversos?
- ¿Te inclinarías por buscar alternativas naturales y orgánicas para tu cuidado personal durante el embarazo, o estarías cómoda utilizando productos convencionales sin considerar su composición química?

ECO-TIPS

A pesar de todo lo expuesto, es cierto que las mujeres embarazadas no pueden estar en una burbuja. Te comparto varias ideas para protegerte durante el periodo de gestación:

- Mantén tu casa lo más ventilada posible.
- Renuncia al uso de productos comerciales de limpieza.
- Sustituye los limpiadores por opciones como el vinagre, bicarbonato, agua oxigenada; etcétera, o busca marcas de limpiadores comprometidas con tu salud y la del medio ambiente.
- Cuando vayas a hacer la limpieza de tu casa usa guantes.
- Si vas a pintar el cuarto de tu bebé, que lo haga alguien más por ti. Busca la pintura libre de toxinas. Mantén ventilada el área y pinta con muchos meses de anticipación.

- Lávate las manos muy bien y hasta los codos después de haber hecho las tareas de limpieza, especialmente, si utilizaste algún químico, incluso si traías guantes.
- Recomiendo el libro *Embarazo sin tóxicos*, escrito por Carlos de Prada, responsable de la campaña "Hogar sin tóxicos" (está disponible en Kindle).
- Evita pintarte el pelo, sobre todo en el primer trimestre. Elige las opciones de tinte libre de amoníaco y no se te ocurra hacerte un alaciado químico.
- Revisa muy bien la cosmética que aplicarás sobre tu piel.
- Ten cuidado con los olores a los que estás expuesta, incluso los olores de algunos aceites esenciales son muy tóxicos y peligrosos, como el aceite esencial de salvia, de enebro, de hinojo, de ruda, de ajedrea, estragón, mirra y canela.
- Tómalo en serio: trata de blindar tu casa estos nueve meses de todo aquello que puedas transmitirle a tu bebé. Recuerda que muchos de estos químicos son bioacumulables, es decir, ya los traemos dentro. Si vas a planear un embarazo, comienza a cuidarte un buen tiempo antes, sobre todo en cuanto a tu exposición a estos químicos que hemos mencionado en este manual.
- Las tintorerías convencionales usan para el lavado en seco un químico muy tóxico que se llama percloroetileno, también conocido como tetracloroetileno. Si no encuentras en tu ciudad tintorerías ecológicas, haz lo siguiente: pide que alguien te ayude a quitar las bolsas de plástico que cubren la ropa cuando te la entregan. Deshazte del gancho, puedes guardarlos en tu cochera y llevarlos de regreso a la tintorería. No guardes la bolsa en tu casa, pide en la tintorería que te entreguen la ropa sin la bolsa. Pon la ropa a ventilar por veinticuatro horas antes de que entre a tu closet.

8.

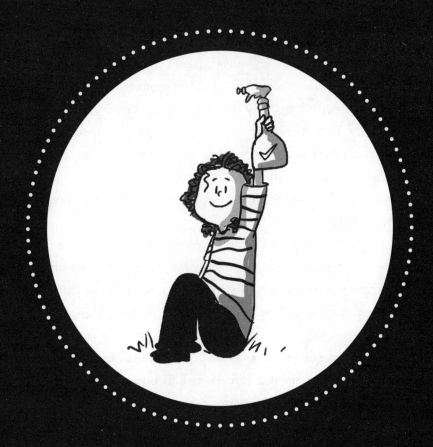

LIMPIEZA NATURAL CONTRA LIMPIEZA COMERCIAL

LIMPIEZA PELIGROSA

¿Podrías debatir con alguien y ganar acerca de los beneficios de consumir comida chatarra todos los días? La respuesta es: no. No hay duda de que este tipo de comida no le hace bien a nadie. Es deliciosa, barata y fácil de conseguir; pero no solo no nutre, sino que además hace mucho daño a quien la consume con frecuencia.

Lo mismo pasa con la mayoría de los productos de limpieza que compras en el supermercado y farmacia para tu cuerpo y tus espacios: son chatarra. Pueden cumplir con su función de limpiar, como la comida chatarra cumple al satisfacer tu antojo y quitarte el hambre, pero están elaborados con químicos y sustancias sintéticas, con ingredientes que provocan serios daños en tu cuerpo y en el medio ambiente, igual la comida chatarra.

Limpiar con esos productos es, en realidad, ensuciar tu entorno y tu cuerpo. Muchos de estos productos contienen compuestos tóxicos que pueden representar riesgos tanto para quienes los utilizan como para el medio ambiente. Recuerda, un hogar y un cuerpo limpio no tienen por qué estar llenos de químicos.

"Creemos que un hogar es más que una caja. Es como una segunda piel. Pudiera ser una tercera piel. Si estás cuidando tu ropa. Entonces, ¿por qué limpiarías tu tina con químicos agresivos y después te bañarías en ella? Esta es la razón por la cual todos nuestros cuerpos están literalmente contaminados. A esta acumulación de toxinas se le llama "body-burden" porque hace exactamente eso, cargar nuestros cuerpos con mierda tóxica".[62] Rechinando de verde.

---

62 Ryan, E., & Lowry, A. (2008). Squeaky Green: *The method guide to detoxing your home*. Chronicle Books. Página 17.

8. LIMPIEZA NATURAL CONTRA LIMPIEZA COMERCIAL

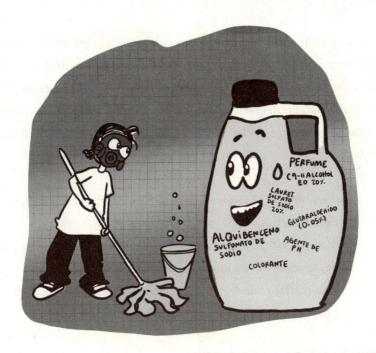

Vamos a ver algunas diferencias en la limpieza de los espacios y objetos:

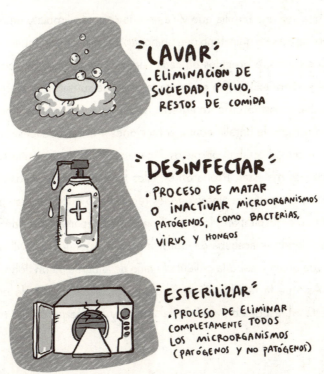

En una casa ordinaria no es necesario desinfectar todas las áreas. La desinfección solamente es necesaria en la cocina y en los baños. En algunos casos, también en la lavandería. Cuando alguien en casa tiene una enfermedad contagiosa o está con un sistema inmune deprimido, se requerirán mayores cuidados. Para nuestro cuerpo, basta lavarlo con agua y jabón.

- ¿Desinfectar tu cuerpo o partes de tu cuerpo? Solo en épocas de pandemias.
- ¿Esterilizar? ¡En los hospitales, no en nuestras casas! Los productos que nos venden para la limpieza de nuestros espacios y de nuestro cuerpo, que nos prometen eliminar 99 % de virus y bacterias, pueden ser peligrosos.

HISTORIA DE LA VIDA REAL

Había una vez una familia que vivía en una casa tan limpia y desinfectada que parecía más un quirófano que un hogar. Cuatro niños pequeños crecían en este entorno, protegidos de cada partícula de polvo y de cada microbio que pudiera existir. Sin embargo, a pesar de su entorno estéril, los niños estaban constantemente enfermos. Sus gargantas, oídos y estómagos eran un campo de batalla contra infecciones y enfermedades. Los médicos de su ciudad estaban perplejos, incapaces de encontrar una solución a su frecuente malestar. Probaron en ellos todos los antibióticos habidos y por haber. Un pediatra alergólogo les recomendó que buscaran ayuda en el Children's Hospital en Houston, Texas, en el departamento de inmunología, en donde se acababa de jubilar meses atrás el doctor William Shearer. Él fue quien inspiró la película *El niño de la burbuja* con John Travolta.

Así que la familia emprendió el viaje, esperanzada de encontrar respuestas. Después de analizar la sangre y el cuerpo de los niños, los

8. LIMPIEZA NATURAL CONTRA LIMPIEZA COMERCIAL

médicos llegaron a una conclusión sorprendente. Los niños sufrían de un sistema inmunológico débil: no se habían expuesto a los virus y bacterias del exterior de una manera "normal" y, por lo tanto, su sistema inmunitario no tenía la suficiente fuerza para luchar contra las enfermedades. La familia aprendió una valiosa lección: la limpieza es importante, pero la limpieza excesiva puede ser perjudicial. Desde entonces, han aprendido a equilibrar su deseo de mantener un ambiente limpio con la necesidad de exponer a sus hijos a un mundo más allá de su hogar estéril.

SOMOS UNA MASA DE BACTERIAS CON PATAS

El doctor Agustín B. Ávila, investigador de la Universidad Nacional Autónoma de México, la UNAM, publicó que "entre otras muchas cosas el cuerpo humano siempre se acompaña de cien millones de millones de bacterias. ¿Qué quiere decir este número? Que en nuestro cuerpo existen diez veces más células bacterianas que humanas, distribuidas en miles de especies distintas, y ninguna persona tiene la misma diversidad y cantidad de bacterias en su cuerpo".[63]

Al conjunto de bacterias y virus que nos conforman por dentro y por fuera, se le conoce como microbioma humano. Tenemos una relación simbiótica y dependiente. Nos beneficiamos mutuamente. Entonces, ¿por qué vamos a aplicar sobre nuestro cuerpo, bactericidas y viricidas que van a acabar con lo que nos conforma? Por ejemplo, si te lavas o rocías las manos con un antibacterial, vas a acabar con las bacterias "malas", pero también con las "buenas", vas a agredir tu microbioma.

La microbiota –que no es lo mismo que el microbioma– es, por otro lado, el conjunto de microorganismos (bacterias, virus, arqueas y

---

63 Ávila Casanueva, Agustín. "El microbioma humano". Cienciorama UNAM http://www.cienciorama.unam.mx/a/pdf/297_cienciorama.pdf

eucariotas) que podemos encontrar dentro de los intestinos, sobre la piel, en la vagina, etcétera. Son comunidades diferentes y varían según la zona del cuerpo donde "vivan".

Sobre nuestra piel vive una bacteria de la especie Staphylococcus epidermis que "secreta toxinas que matan a los patógenos y además envía señales a nuestro sistema inmune para acelerar la curación de heridas o infecciones". Este es un muy buen ejemplo de lo que sucede cuando usamos demasiados antibacteriales: matamos a esas bacterias. Por ello, es conveniente poner un límite a estos productos que se multiplicaron por un millón a partir de la pandemia. Basta con lavarte con agua y jabón neutro, libre de sustancias sintéticas como colorantes, fragancias y bactericidas.

Quiero aprovechar para recomendarte una revista de divulgación científica de la UNAM llamada *¿Cómo ves?* Es una publicación en línea escrita para no científicos, en un lenguaje muy asequible y contiene artículos de gran interés. En la publicación del 14 de abril de 2024, Guillermo Cárdenas Guzmán, publicó el artículo "El Microbioma humano", en donde menciona cómo el exceso de limpieza está afectando nuestra salud.

"Asepsia peligrosa. Una nueva oleada de estudios busca la relación entre ciertos trastornos de la salud y la composición del microbioma del individuo que los padece. Por ejemplo, se ha observado que en las últimas décadas ha aumentado notablemente, sobre todo en Estados Unidos, las alergias y la obesidad, entre otros padecimientos. El aumento coincide con un incremento en el uso de antibióticos y de otras medidas higiénicas encaminadas a evitar el contacto con microbios, sobre todo en las primeras etapas de la vida".[64]

---

64 Cárdenas Guzmán Guillermo. "El Microbioma humano", *¿Cómo ves?* Divulgación de la Ciencia UNAM, artículo 167 https://www.comoves.unam.mx/numeros/articulo/167/el-microbioma-humano

8. LIMPIEZA NATURAL CONTRA LIMPIEZA COMERCIAL

EL LIMPIADOR MULTIUSOS QUE DEBEMOS USAR CON GUANTES

Quiero hablarte especialmente de un limpiador multiusos que se presenta en varios colores (el más vendido es el morado) y es el consentido de muchos hogares mexicanos. Combate los olores desagradables, los virus y las bacterias. Su fórmula avanzada no solo limpia y desinfecta, también deja un aroma inconfundible que persiste durante todo el día. En sus instrucciones, se recomienda el uso de guantes, aunque pienso que 99 % de las personas no lo hacen.

Analicemos algunos de los ingredientes de este limpiador que llamaron mi atención. Tú decides si quieres seguir invitándolo a tu casa todos los días.

Ingredientes:

- Agua
- Alquil sulfonato de sodio (<20 %): es un surfactante que ayuda a eliminar la grasa y la suciedad. Puede actuar como un disruptor endocrino y afectar la salud de animales y seres humanos.

INTELIGENCIA NATURAL

- Perfume: los compuestos con los que se realizan perfumes pueden favorecer la contaminación urbana. Pero ¿perjudican a la salud? Eso puede depender de la composición específica del perfume.
- Lauret sulfato de sodio (<20 %): es un químico derivado del petróleo que aporta espuma a los jabones y productos de limpieza. Su poder limpiador puede eliminar la capa de aceite protector de la piel y el cabello. Además, se absorbe en el cuerpo a través de la aplicación cutánea y puede tener efectos potencialmente perjudiciales. Por eso se recomienda el uso de guantes.
- Ayudante de proceso: este término generalmente se refiere a los ingredientes que ayudan a mejorar la eficacia del producto. El impacto concreto en la salud humana y el medio ambiente puede variar dependiendo del tipo específico de ayudante de proceso. Esta descripción que la propia marca ofrece es bastante amplia, hay que decirlo, y quizá sea esta la manera en la que protegen el secreto de su fórmula.
- Glutaraldehído (0.05 %): es un desinfectante potente. Puede causar irritación de los tejidos con los que hace contacto, como la nariz, la garganta o la piel. Por esta razón, se recomienda el uso de guantes al manipular el limpiador.
- Colorante: los colorantes sintéticos pueden contener metales pesados como plomo, cadmio y cromo, que son tóxicos y pueden filtrarse al medio ambiente, lo que representa un riesgo para la vida silvestre y los humanos.

Si consultas en internet, hay muchos sitios que te dan la receta "casera" de este tipo de limpiadores multiusos. Date una vuelta solo por curiosidad para que veas los ingredientes que sugieren. ¡Para la galería del

8. LIMPIEZA NATURAL CONTRA LIMPIEZA COMERCIAL

horror!, es de suma importancia que no compres limpiadores fabricados a granel en tienditas de la esquina. Por lo menos los comerciales están regulados y hay mucho respaldo y estudio detrás de ellos.

¿Necesitas desinfectar tus pisos y superficies o simplemente limpiarlos? ¿Quieres estar oliendo esta fragancia artificial las veinticuatro horas del día, los siete días de la semana? ¿Necesitas el color para algo? Te invito a dejar de usar este tipo de limpiadores multiusos. Más adelante te compartiré opciones saludables.

EL LIMPIADOR QUE HUELE A PINO

Cuando digo que es difícil dejar los viejos hábitos y comenzar a desintoxicar nuestro hogar, es porque renunciar al uso de ciertos productos puede costar mucho trabajo. Esto fue lo que me sucedió con el limpiador de aceite de pino, el favorito de mi casa y el que usaban mi madre y mi abuela.

Es maravillosamente efectivo por su alto poder bactericida, fungicida y viricida. Sin embargo, los limpiadores con base en aceite de pino son causa de los envenenamientos más comunes que se producen en los hogares. ¿Por qué? Los terpenos del aceite de pino son tóxicos si se ingieren o inhalan. Los terpenos son los principales componentes de la resina de los aceites esenciales y son los responsables del olor de las plantas. El limpiador de pino contiene muchos terpenos. Estos son los efectos secundarios más comunes por inhalar o ingerir en dosis bajas:

- Irritación de las membranas mucosas.
- Depresión respiratoria.
- Depresión del sistema nervioso central.
- Irritación gastrointestinal.
- Toxicidad renal.

- Irritación de las vías respiratorias y de los ojos.
- Irritación por contacto con la piel.
- Salpicaduras en los ojos que pueden causar en ellos irritación y daños reversibles.

Además, hay otros limpiadores multiusos que contienen microcápsulas de fragancia que desprenden más aroma que persiste en tu casa por muchas horas. También hay otros productos en los supermercados que ofrecen repeler insectos. ¿Será posible lograr esto con ingredientes naturales? No lo creo.

LA HISTORIA DE LUNETA

Luneta me enseñó a amar a los perros, fue adoptada por mi hermana Tere. Al poco tiempo de llegar a su casa, comenzó a presentar una afección en su piel: pequeñas escamas que le daban comezón. El veterinario dijo que esto era relativamente ordinario y, en pocas palabras, que se la llevara de nuevo cuando los síntomas se agravaran.

Después de dos años, mi hermana se cambió de casa. Le dijeron que el tipo de piso (cantera sin recubrimiento) debía ser trapeado únicamente con agua. Tuvo entonces que renunciar a su "querido" limpiador hecho con base en aceite de pino. A las pocas semanas, la piel de Luneta comenzó a sanar y nunca más, hasta su muerte, presentó ningún tipo de lesión. Ese fue el único cambio que se hizo en la rutina de Lunetita y estamos seguras de que era el limpiador el causante de su alergia tan molesta.

Es bueno que lo sepas: nuestros mejores amigos, los perros, según su raza, pueden tener entre 100 y 300 millones de células olfativas, prácticamente pueden ver con su nariz. Los aromas sintéticos son una agresión para ellos. ¡Imagínate lo que sufren con los limpiadores

8. LIMPIEZA NATURAL CONTRA LIMPIEZA COMERCIAL

comerciales que prometen que su olor va a durar días! Lo peor es que no pueden decírnoslo. Ellos también se enferman: cáncer, dermatitis, alergias.

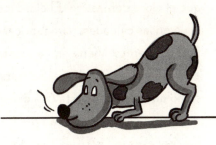

"Muchos de los químicos tóxicos que te afectan también pueden afectar a tu mascota. Esas sustancias químicas que pueden acumularse en tu sistema también pueden acumularse en el de ellos. Hay cosas que haces por tu mascota (en nombre del amor, las pulgas, la caspa o las alergias) que realmente no son una buena idea para "Fido", para "Fluffy" o para ti. Cuando se trata de mascotas y toxinas, trátalas como lo harías con tu hijo".[65]

EL CLORO

El cloro es el desinfectante casero más usado en el mundo. Fue una de las primeras cosas que dejé de comprar en casa cuando cambié mi estilo de vida en 2006. Lo volví a usar en la pandemia, ya que, como todo el mundo, quería desinfectar objetos y espacios por temor al COVID-19. Tuve que aprender a usarlo y a convivir de nuevo con él. Mal utilizado, produce irritación de la nariz, la garganta y los ojos, incluso cuando nos exponemos a niveles bajos. En la piel causa irritación, resequedad y dermatitis. Su uso continuo puede borrar las huellas dactilares.

---

65 Ryan, E., & Lowry, A. (2008). Squeaky Green: *The method guide to detoxing your home*. Chronicle Books. Página 136.

La exposición a niveles más altos puede producir tos y alteraciones del ritmo respiratorio y daño en los pulmones. Una sobreexposición, ya sea por inhalación o ingestión, puede causar una emergencia médica, incluso puede ser mortal. Créanme, esto ocurre más de lo que se imaginan.

Es importante recordar que el cloro industrial no es lo mismo que el cloro doméstico. El cloro industrial se utiliza para potabilizar el agua en las ciudades, para fabricar plásticos como PVC o para desinfectar albercas. Viene en concentraciones más altas. El casero viene en concentraciones bajas. Se trata de una solución de hipoclorito de sodio de entre 3 % hasta 6 % disuelto en sosa. El cloro industrial es el que causa daño al medio ambiente. La producción del cloro, así como los procesos industriales a gran escala en los que se utiliza, contribuyen indirectamente al calentamiento global. Es mejor que las personas que tienen albercas renuncien a desinfectarlas con cloro y en su lugar usen sales.

El cloro que se usa en casa:

1- Nunca debe mezclarse con otros limpiadores, ¡con nada!
2. Nunca debe usarse con agua caliente, pues desprende vapores altamente tóxicos con graves consecuencias para las vías respiratorias.
3. Es preferible aplicarlo con guantes.
4. Si no vas a usar guantes, después de usarlo hay que lavarse las manos con agua y jabón suave y aplicar una crema hidratante para ayudar a mantener la piel hidratada.
5. El cloro no debe utilizarse en lugares cerrados o con poca ventilación, pues al aplicarse, se liberan cloraminas, que son compuestos tóxicos que ocasionan problemas a los pulmones e hígado.

8. LIMPIEZA NATURAL CONTRA LIMPIEZA COMERCIAL

6. Compra cloro envasado de marca comercial y en el supermercado.
7. No compres cloro expendido a granel en el comercio informal porque contiene dicromato (colorante tóxico de color amarillo intenso), aditivo que se utiliza para adulterar el producto (PROFECO).
8. Guárdalo en un lugar fuera del alcance de los niños.

LA CANTIDAD SÍ IMPORTA

Debido a que el cloro es muy barato, no dosificamos su uso. Es muy frecuente que echemos simplemente un buen chorro de cloro en las cubetas con agua donde vamos a lavar ropa o trapos de cocina o en la cubeta con la que vamos a trapear pisos. Este es el error número uno en su uso.

Si le pones cloro de más, aumentarás tu exposición al compuesto químico y, además de causarte un daño, puedes dañar las superficies. Bastan veinte mililitros de cloro, que es el equivalente a una cucharada sopera grande, para diluir en un litro de agua, para que esta mezcla sea eficaz, segura y que no te haga daño. No se necesita más. La dilución la debes hacer en el momento en que lo vas a usar y hasta terminarte ese litro, no guardarlo para el día siguiente, pues el poder del cloro disminuye al estar diluido en agua, se comienza a evaporar.

"Piensa en los niños como si fueran una esponja gigante, ellos absorben todo al igual que nosotros, pero en cantidades

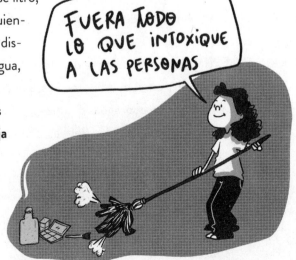

mayores. **Su sistema inmunológico se termina de desarrollar alrededor de los diez años, los pulmones hasta los veinte, y muchos otros órganos siguen madurando hasta la edad de dieciséis. Además, los niños pequeños viven prácticamente en el piso, donde aplicamos muchos limpiadores y, por otro lado, ellos se llevan todo lo que encuentran en su camino a la boca. Todo esto los convierte en un primer receptáculo de todos los químicos que nos enferman, pero por su tamaño a ellos les afecta más".**[66]

911

Las intoxicaciones, ya sea por medicamentos, productos de limpieza u otras sustancias tóxicas, son una causa común de llamadas de emergencia al 911. En la lista de los accidentes con productos de limpieza cuando hay niños en casa, se encuentran los siguientes productos:

- Limpiadores de horno.
- Limpiadores de desagües, más conocidos como destapa caños.
- Limpiadores de moho y hongos.
- Limpiadores multiusos.
- Cloro.
- Ambientadores.

Becky Rapinchuk -fundadora de Clean Mama, el website sobre limpieza más popular en el mundo-, señala que "los limpiadores comerciales están formulados con agua, químicos y fragancias. Algunos de estos químicos pueden agravar las alergias y la sensibilidad de la piel, así como

---

66 Ryan, E., & Lowry, A. (2008). Squeaky Green: *The method guide to detoxing your home.* Chronicle Books. Página 119.

8. LIMPIEZA NATURAL CONTRA LIMPIEZA COMERCIAL

también representar un riesgo de envenenamiento para los niños y las mascotas que pueden llegar a estos productos químicos sin que tú te des cuenta. Por otro lado, respirar los humos que despiden algunos de estos limpiadores también es un riesgo para la salud. Por ejemplo, algunos limpiadores te indican que uses mascarilla o ventiles la habitación mientras los estás usando, pero la mayoría de los usuarios probablemente no siguen estas reglas de seguridad".[67]

Así como hemos aprendido a leer las etiquetas de los alimentos para conocer la cantidad de calorías, azúcar, fibra, grasas, etcétera, es necesario que nos familiaricemos con las sustancias sintéticas en los productos de uso diario. Hay que aprender a leer las etiquetas de los productos de limpieza que usamos en nuestra casa y para el aseo personal, con el fin de prevenir riesgos en la salud y daño al medio ambiente. De eso platicaremos en el próximo capítulo.

Debemos desarrollar una educación de protección ante los químicos tóxicos. ¿Qué harías si te dijera que hay alternativas más seguras y respetuosas con el medio ambiente? Los limpiadores menos agresivos, que contienen menos sustancias tóxicas, pueden ser igual de efectivos para mantener tu hogar limpio y seguro; solo es cuestión de buscarlos e investigar su composición con toda la información que te he proporcionado aquí. Puedes buscarme en mis redes sociales para que te comparta marcas nacionales que están fabricando productos con ingredientes seguros. También existe la opción de preparar tú mismo los limpiadores en casa. Esta es una alternativa muy "ortodoxa", pero económica y simple. ¡Comencemos!

---

67 Becky Rapinchuk, *The organically clean house*, Adams Media, página 17.

LIMPIEZA VERDE

Imagina una casa donde cada rincón brilla, cada superficie está libre de polvo y cada mancha ha sido eliminada. Ahora, imagina que todo esto se logra sin exponer a tu familia y al medioambiente a sustancias químicas tóxicas. ¿Suena ideal, verdad? La buena noticia es que es posible. ¡Brilla feliz y brilla verde!

Siempre podemos encontrar alternativas, solo es necesario comprobar cuidadosamente qué dice la etiqueta de ingredientes. Estos productos utilizan ingredientes naturales y biodegradables que son seguros para ti, para tu familia y para el medio ambiente. No solo limpian eficazmente, también reducen la exposición a sustancias químicas dañinas y minimizan el impacto ambiental.

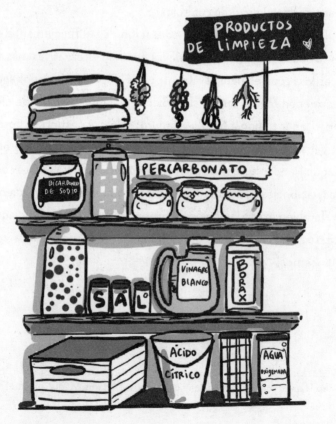

8. LIMPIEZA NATURAL CONTRA LIMPIEZA COMERCIAL

INGREDIENTES NATURALES
PARA LIMPIAR TU CASA Y TU ROPA

Regresar a los básicos es una corriente que millones de personas en el mundo están adoptando para llevar un estilo de vida más respetuoso con el planeta y con la salud. Los ingredientes que te voy a compartir son económicos y fáciles de conseguir. No tienen efectos secundarios y son muy efectivos. Es solo cuestión de acostumbrarse a incorporarlos a nuestras rutinas y estoy segura de que te encantarán y ya no podrás prescindir de ellos.

Las autoras del libro *Green Clean*, Linda Mason Hunter & Mikki Halpin no lo pudieron haber dicho mejor: **"La decisión de adoptar prácticas de limpieza más sanas y ambientalmente amigables es el reflejo de nuestros valores. Crear una casa saludable y verde, no solo significa poner tu salud y la de tu familia primero, también muestra un despertar de consciencia y de cómo nuestro hogar encaja en un contexto más amplio. Nosotros hemos elegido regresar a las fórmulas y a las herramientas simples y hemos decidido actuar con responsabilidad"**.[68]

VINAGRE

El ácido acético (o ácido etanoico) es el principal componente de los vinagres, los cuales varían según el contenido de este ácido. Se expresa en porcentajes y también en grados. A mayor porcentaje o grado, mayor acidez.

El comestible tiene entre 3 % y 5 %, el de limpieza tiene una acidez de 8 % a 10 %. Yo tengo muchos años usando el comestible para

---

68 Linda Mason Hunter & Mikki Halpin, *Green Clean*, Melcher Media. Página 31.

las labores de aseo de la casa, aunque últimamente he descubierto los poderes del vinagre con acidez superior.

Propiedades:

- **Desinfección:** el vinagre tiene propiedades antibacterianas y desinfectantes que pueden ayudar a eliminar gérmenes y bacterias en superficies.
- **Eliminación de olores**: el vinagre neutraliza olores desagradables, dejando un aroma más fresco en donde se aplique.
- **Eliminación de manchas:** puede ser efectivo para eliminar manchas en alfombras, ropa y superficies.
- **Desincrustante:** el vinagre puede disolver depósitos minerales, lo que lo convierte en un buen desincrustante para grifos y duchas.
- **Ambientalmente amigable:** es una alternativa más ecológica a los productos químicos de limpieza, ya que es comestible y biodegradable.

Puedes comprar en línea un vinagre de limpieza en gel de 16 grados, que deja los grifos y azulejos muy limpios y destapa las regaderas y grifos de restos de cal con mucha facilidad. Al venir en gel se desperdicia menos producto. Compra ácido acético en línea o en alguna droguería o ferretería. Puedes mezclar 80 ml en 1000 ml de agua (un litro) y así tendrás vinagre al 8 %. Asegúrate de manejar el ácido acético con cuidado y en un lugar bien ventilado. Ten en cuenta las precauciones de seguridad cuando trabajes con el ácido acético en estado puro. Protege tus ojos y evita la cercanía de niños y mascotas. Diluir el vinagre con agua en partes iguales para hacer la limpieza se recomienda por varias razones:

8. LIMPIEZA NATURAL CONTRA LIMPIEZA COMERCIAL

- **Por seguridad:** el vinagre es ácido acético. Puede ser corrosivo en concentraciones altas. Diluirlo con agua reduce su nivel de acidez y lo hace más seguro para su uso en superficies y en contacto con la piel.
- **Menor olor:** diluir el vinagre con agua ayuda a reducir su fuerte olor, lo que lo hace más agradable para las personas a las que les molesta su aroma, el cual, por cierto, se evapora en un lapso de quince minutos, quedando un aroma a limpio 100% natural. A los perros no les gusta el olor a vinagre. Puedes considerar mantenerlos alejados de las áreas donde vas a limpiar solo por unos minutos. Puedes infusionarlo con aceites esenciales o con cáscaras de cítricos.

USOS DEL VINAGRE

- **En la lavandería:** actúa como un suavizante de fibras textiles y fijador de color. En la ropa de poliéster elimina la estática. Excelente para las tres primeras lavadas de los pantalones de mezclilla, negros o azules muy oscuros cuando son nuevos. Sustituye el suavizante comercial de telas. Se puede usar en ropa blanca y de color. Yo lo pongo en las cargas de lavadora, en el contenedor del suavizante. Si en tu lavadora vas a meter almohadas, cojines, peluches o cobertores, ponte generosa con el vinagre, porque es excelente para matar a los ácaros. También es desodorizante. Si las playeras o camisas tienen fuerte olor a sudor en la zona de las axilas, haz un prelavado: vierte un chorrito de vinagre en esa parte de la ropa y talla con un poco de jabón. Espera unos minutos y ya podrás ponerla en la lavadora.
- **Para trapear pisos:** tus pisos de porcelanato, duela, azulejo y cerámica quedarán hermosos y brillantes. Dilúyelo con agua en una cubeta como si fuera tu limpiador comercial, la misma

cantidad (un chorrito generoso). No uses vinagre para trapear en pisos de mármol, granito y madera.

- **Regadera:** retira la cabeza de la regadera y sumérgela en una bolsa de plástico llena de vinagre. Deja que repose durante la noche. Al día siguiente, retira la cabeza de la regadera de la bolsa y enjuágala con agua. Esto debería eliminar cualquier acumulación de sarro.
- **Lavamanos:** mezcla una parte de vinagre con una parte de agua caliente en un recipiente. Empapa un paño en la mezcla y limpia el lavamanos con él. El vinagre debería ayudar a eliminar las manchas y la acumulación de jabón.
- **Grifos:** mezcla una parte de vinagre con una parte de agua en un recipiente. Empapa un paño en la mezcla y limpia los grifos con él. El vinagre debería ayudar a eliminar las manchas y la acumulación de sarro. Para las áreas difíciles de alcanzar, puedes usar un cepillo de dientes viejo.
- **Azulejos:** mezcla una parte de vinagre con una parte de agua en una botella con atomizador. Rocía la mezcla sobre los azulejos y deja que repose de diez a quince minutos. Luego, frota los azulejos con un cepillo o esponja. Enjuaga con agua.
- **Espejos:** mezcla una parte de vinagre con cuatro partes de agua en una botella con atomizador. Agrega una cucharada de alcohol. Rocía la mezcla sobre el espejo y luego limpia con un paño suave. A mí me gusta mucho usar la microfibra o papel de periódico para un acabado sin rayas.
- **En tu cuerpo:** en tu regadera, ten a la mano una botella con una mezcla de partes iguales de vinagre con agua. Después de lavar con agua y jabón tus axilas, rocíalas con esta mezcla de vinagre. Ayudará a inhabilitar las bacterias que causan el mal olor en esa parte de nuestro cuerpo y que en ocasiones el jabón no logra eliminar.

8. LIMPIEZA NATURAL CONTRA LIMPIEZA COMERCIAL

- **En la cocina:** mantén brillante y desodorizada la tarja de tu cocina. Después de lavarla con agua y jabón, vierte vinagre sobre su superficie y talla suavemente. Puedes ayudarte con los restos de los limones con los que hiciste el agua fresca. Pon un poco de sal y usa los limones exprimidos como si fueran la fibra de tallar. Enjuaga muy bien.
- Por su acidez, ayuda a eliminar hongos y moho que se forma en ciertas áreas húmedas de nuestra casa.

RECETA

Si de plano no puedes con la idea de ponerle vinagre puro a tu carga de lavadora, te comparto una receta de Karyn Siegel-Maier de su libro *El hogar ecológico.*

Ingredientes:
- 8 tazas de agua de la llave.
- 6 tazas de vinagre blanco.
- 1 taza de bicarbonato de sodio.
- 25 gotas de aceite esencial de naranja.

Procedimiento:
Combina todos los ingredientes en un recipiente o bote de plástico para que lo almacenes. Usa media taza de este suavizante ecológico en cada carga de lavadora. Ten cuidado al hacer la receta porque la mezcla de vinagre y bicarbonato hace burbujas.[69]

---

69 Siegel-Maier, K. (2008). *The naturally clean home: 150 super-easy herbal formulas for green cleaning.* Storey Publishing, LLC. Página 9. Este libro trae 150 recetas muy fáciles para una limpieza verde.

BICARBONATO

El bicarbonato de sodio es un polvo mineral que, entre otras funciones, es un excelente limpiador multiusos, todoterreno, seguro, no irritante y suave. Su naturaleza alcalina ayuda a desinfectar y a limpiar superficies al neutralizar ácidos y descomponer las grasas. Es ligeramente abrasivo, lo que lo hace un polvo excelente para tallar y desincrustar la suciedad sin lastimar los materiales que vayamos a limpiar.

Se utiliza para limpiar superficies y objetos en casa como pretiles, muebles de baño, utensilios de cocina, horno, estufa, azulejos, W.C., juguetes, etcétera. Es un poderoso aliado en la lavandería: ayuda a eliminar manchas y olores persistentes, potencializa la labor del detergente, elimina grasa y manchas difíciles.

El bicarbonato de sodio se ha usado por años para eliminar malos olores en el refrigerador, pero no es solo ahí donde puede actuar: es excelente si lo usas en alfombras, sillones, calzado y recipientes de basura, ya que tiene la capacidad de absorber y neutralizar los olores.

¡No compres la cajita de bicarbonato de la farmacia! Es más caro, y para la limpieza en casa vas a necesitar comprar por kilo, pues se usa en grandes cantidades.[70] En el lavadero tengo siempre a la mano el bicarbonato para tratar manchas difíciles y olores en la ropa. Junto a la lavadora de ropa también lo tengo a la mano, ya que es un potenciador del detergente. Se puede usar en ropa blanca y de color, normalmente le pongo poco menos de media taza a cada carga de lavadora.

En la canasta donde tengo los utensilios y productos para lavar los baños, también cargo con el bote de bicarbonato. Me ayuda a tallar

---

70 Yo lo consigo en droguerías y en línea.

8. LIMPIEZA NATURAL CONTRA LIMPIEZA COMERCIAL

el lavamanos, los grifos y el sarro en la regadera. Lo uso como si fuera detergente en polvo.

En la cocina es muy útil para eliminar olores en sartenes y utensilios, así como el olor a huevo que se queda en el plato donde lo batiste. También es magnífico como abrasivo para limpiar tablas de picar y las bases de los sartenes y ollas.

¿PUEDES USAR EL BICARBONATO Y EL VINAGRE AL MISMO TIEMPO?

Cuando se combinan, se produce una reacción de neutralización ácido-base. Esta reacción es lo que causa la efervescencia o burbujeo que podrás ver cuando mezcles estos dos compuestos. La efervescencia resultante de la reacción ayuda a aflojar la suciedad y eliminar manchas en superficies como encimeras, bañeras y lavabos. Durante años los usé juntos. Pero después aprendí que, al mezclarlos, los neutralizo, sobre todo, la acidez del vinagre. Entonces las propiedades desinfectantes de ambas sustancias ya no son tan poderosas, aunque las propiedades limpiadoras siguen intactas. Yo recomiendo usar uno, enjuagar y luego usar el otro. Así se aprovechan sus propiedades al 100 %.

BÓRAX

El bórax, también conocido como borato de sodio, es un cristal blanco y suave que se origina de manera natural. Es un excelente antiséptico, desinfectante, desodorizante, blanqueador y agente limpiador multiusos. También se usa como pesticida. Es un polvo blanco que se asemeja al bicarbonato.

El bórax está presente en 90 % de las fórmulas de los limpiadores comerciales para metales, vidrio, baños, inodoros, detergentes para ropa, limpiadores para pisos y maquinaria. Además, se encuentra en los detergentes para la lavadora, jabones de tocador, líquidos y en barra, en fórmulas de cremas de belleza, lociones para la piel, champú, tinturas, geles, gotas para los ojos, sales de baño y limpiadores de dientes postizos.

¿Te acuerdas del "slime" o "moco de gorila"? La receta original es con bórax y muchos niños lo manipularon sin que sus padres supieran que es un polvo de uso delicado. Aunque el bórax es un producto natural, puede ser peligroso si no se usa correctamente. Puede provocar irritación en la piel, irritación respiratoria y ocular. Si se inhala o ingiere una gran cantidad de bórax, puede provocar molestias abdominales, problemas gastrointestinales, diarrea, vómitos, náuseas o sangrado en el sistema digestivo. Es importante mantenerlo fuera del alcance de los niños pequeños y las mascotas.

El bórax se puede conseguir en línea, así como en droguerías y ferreterías. Existe una opción de sustituto de bórax, pero es muy difícil de conseguir en México. Anteriormente, lo vendían en línea pero por el momento está agotado. Se trata del Dripak 002116. En Estados Unidos, el bórax se ha comercializado durante más de 100 años. Sin embargo, una opción económica es el Vitraquim Bórax Pentahidratado. Los puedes encontrar en línea

.

RECETA DE LAS ABUELAS PARA COMBATIR HORMIGAS y CUCARACHAS

Ingredientes:
- Bórax.
- Azúcar.
- Agua caliente.

Instrucciones:

En un recipiente, mezcla a partes iguales bórax con azúcar. Agrega suficiente agua caliente para crear una pasta espesa con la que puedas hacer bolitas. De preferencia, utiliza guantes para que no te irrites las manos. Coloca estas "perlas" de bórax en los lugares donde veas que llegan las hormigas y las cucarachas: rincones, grietas, así como debajo del fregadero. Estos insectos son atraídos por el azúcar, pero el bórax les provocará la muerte por deshidratación.

Es importante mencionar que estas "perlas" de bórax son tóxicas para los animales domésticos, así como para los niños pequeños si las ingieren en grandes cantidades. Colócalas en lugares donde no puedan tener acceso a ellas. Annie Berthold-Bond nos dice en su libro *Clean & Green:* **"El bórax es considerado como un efectivo antihongos y es una excelente opción para eliminar microorganismos patógenos. Aunque técnicamente no está clasificado como desinfectante, se ha usado por milenios con fines antisépticos".** ¿Quieres usarlo como desinfectante? Ella misma nos pasa la receta:[71]

Ingredientes:
- Una cucharada sopera de bórax.
- 3 cucharadas soperas de vinagre blanco.
- 2 tazas de agua muy caliente.
- Un recipiente de vidrio.
- Embudo.
- Botella de vidrio o de plástico con atomizador.

---

71 Annie Berthold-Bond, *Clean & Green*, Ceres Press, página 35.

Procedimiento:

Mezcla los ingredientes en el recipiente de vidrio. Espera a que se enfríe y, con la ayuda del embudo, rellena el atomizador.

Usos:

Puedes aplicar este desinfectante sobre las superficies en las que anteriormente describimos donde puede usarse el vinagre. Deja que repose unos minutos y después retira con la ayuda de un trapo húmedo y limpio.

¿SABÍAS QUÉ?

Los antiguos egipcios utilizaban el bórax con diferentes fines. Uno de ellos era el proceso de momificación. El bórax ayudaba a preservar los cuerpos, a absorber la humedad y prevenir la descomposición; además se utilizaba en la fabricación de productos cosméticos y para limpiar y desodorizar. Los egipcios también lo usaban en la fabricación de vidrio y como pesticida.

Percarbonato:

El percarbonato de sodio es un ingrediente orgánico y ecológico que puede actuar como un potente limpiador y desinfectante en muchas áreas de tu casa. Este producto biodegradable no contiene cloro ni fosfatos y es muy respetuoso con el agua y con el medio ambiente. Cuando entra en contacto con el agua, se disocia en agua oxigenada (peróxido de hidrógeno) y carbonato de sodio. Por ello se le conoce coloquialmente también como "agua oxigenada en polvo".

El percarbonato es un blanqueador natural por excelencia y también un antimanchas. Funciona como ablandador de agua y potenciali-

8. LIMPIEZA NATURAL CONTRA LIMPIEZA COMERCIAL

zador del detergente. Puedes poner 3 o 4 cucharadas soperas de percarbonato en tu lavadora de ropa blanca o de color junto al jabón que usas normalmente, y verás los resultados. Esta cantidad es aproximadamente para una carga de alrededor de 5 kg de ropa. Es posible usarlo en ropa de color, aunque es importante seguir algunas precauciones para evitar la decoloración. Asegúrate de disolverlo completamente en agua antes de añadir la ropa y no uses agua caliente cuando laves ropa de color. Es excelente para calcetines percudidos. También es eficaz para eliminar los olores de humedad y sudor en tu ropa.

Hay muchas marcas de este producto para la lavandería que lo utilizan como materia prima, pero lo mezclan con otros ingredientes como perfume y abrillantadores ópticos. En estado puro lo puedes encontrar en línea. Yo compro la marca de *Tensioactivos de México*, que viene en presentación de un kilo. Búscalo como percarbonato de sodio o simplemente percarbonato. Por cierto, es más económico comprarlo en estado puro que el comercial con los aditivos.

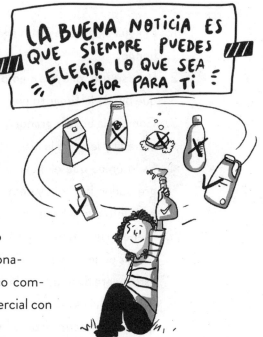

PERÓXIDO DE HIDRÓGENO

Esa botella oscura que tienes en el botiquín de primeros auxilios te dice todos los días —aunque no la escuchas—: "¡Sácame de aquí!" Por ser un potente desinfectante, lo tienes ahí, pero hay muchos otros usos que le puedes dar para la limpieza en casa y de tu cuerpo. Es 100 % biodegradable y no contaminante.

Esta es su fórmula química: H_2O_2 y ¡es una maravilla! Es agua, pero con más oxígeno, de ahí su nombre común: "agua oxigenada". La que compramos en la farmacia es peróxido al 3 %, y el 97 restante es agua. Según su uso hay de diferentes volúmenes. El peróxido que se usa para pintar el pelo tiene volúmenes que van del 10 % al 40 %.

Aquí te enlisto 15 datos que debes conocer sobre el agua oxigenada:

1. El agua oxigenada es un agente antiviral antibacterial y anti-hongos.
2. Para su uso, dilúyela siempre en partes iguales con agua, ya que puede lastimar tu piel.
3. Compra la botella grande y nunca la cambies de envase. Bien cerrada y lejos de la luz.
4. Es lo único que elimina al 100 % los fluidos humanos: sangre, sudor, lágrimas y demás fluidos corporales que entran en contacto con sábanas, toallas, ropa interior, etcétera.
5. Viene en un envase oscuro porque la luz la degrada rápidamente. Sus poderes duran máximo 15 minutos afuera de su envase, esto quiere decir que la tienes que usar en el momento.
6. Sustituye al cloro: pon a remojar 15 minutos cualquier objeto que quieras desinfectar o blanquear.
7. Úsala para lavar frutas y verduras, utensilios de cocina y de baño. Úsala para desinfectar el humidificador, los cepillos de dientes, los juguetes de tus hijos o la tabla de picar.
8. Es un magnífico enjuague bucal por su poder desinfectante y sirve muy bien para curar heridas en la boca como las aftas.

8. LIMPIEZA NATURAL CONTRA LIMPIEZA COMERCIAL

Previene la aparición de caries. Pon una 1 cucharada de agua oxigenada de 10 volúmenes en 1/2 vaso de agua y haz gárgaras. A continuación, escupe: ¡es extremadamente importante evitar tragarla! Puedes hacerlo diariamente.

9. La infección en los dedos de los pies conocida como pie de atleta puede tratarse haciendo pediluvios de 10 minutos de agua con agua oxigenada.

10. Nunca debes hacer contacto con los ojos.

11. Desinfecta el W.C., y áreas circunvecinas, como la palanca para bajar el agua, el apagador del baño y la manija de la puerta con agua oxigenada.

12. Las esponjas de la cocina y el baño son un foco de gérmenes. Rocía agua oxigenada sobre las esponjas y déjalas secar.

13. Rocía agua oxigenada sobre el plato de las mascotas, deja que actúe unos minutos y luego enjuaga.

14. Es excelente para eliminar el moho. Simplemente, rocía el área, deja un par de minutos y retira con un trapo. Las juntas plásticas de las puertas de los refrigeradores y congeladores pueden llenarse de moho. Ya sabes cómo eliminarlo.

¿Se puede mezclar agua oxigenada con vinagre? Sí, puedes mezclar agua oxigenada y vinagre para la limpieza. Cuando se mezclan, se produce una reacción química que libera oxígeno y forma ácido peracético, un potente desinfectante. Esta combinación puede ser útil para eliminar manchas de moho, hongos, suciedad, neutralizar malos olores y desinfectar superficies. Sin embargo, es importante tener en cuenta que también puede ser peligrosa si no se maneja adecuadamente. Por ejemplo, si se mezclan en grandes cantidades, la reacción química puede generar suficiente calor como para encender materiales inflamables. Además, si se inhala o se ingiere, el ácido peracético puede ser tóxico.

Aquí te dejo una forma segura de usar esta mezcla para la limpieza: Aplica primero sobre el área a limpiar el agua oxigenada y déjala quince minutos a que trabaje sobre la superficie. Ahora agrega vinagre y limpia con un trapo húmedo.

AGUA CALIENTE

No puedo dejar de mencionar el agua caliente como una respetuosa alternativa. Estuve en un restaurante en Corea del Sur y vi cómo desinfectaban los palillos de metal en una parrilla eléctrica con agua que hervía a borbotones. Esta es una de las formas más antiguas y fáciles para eliminar los gérmenes de nuestros espacios y objetos. Es muy importante que la temperatura sea entre 60 y 65 °C para que funcione perfectamente.

No está de más subrayar las precauciones que debemos tener cuando manipulamos agua hirviendo. Realiza esta operación de desinfección cuando no haya mascotas ni niños pequeños cerca. Pon agua a hervir ya sea en la estufa o en la tetera eléctrica y vacía el agua sobre los objetos que quieras desinfectar.

¿Qué puedes desinfectar con agua hirviendo? Los cubiertos y los utensilios de cocina de metal, así como platos, tazas o vasos cuando tengas algún paciente en casa y pueda contagiar al resto. ¡Trapos de cocina! No tienes una idea de la cantidad de gérmenes que albergan y que no se eliminan con la limpieza convencional. Los utensilios con los que se hace la limpieza de los baños. Peines y cepillos para el cabello, estos pueden ser desinfectados con agua hirviendo, siempre y cuando no sean de materiales que puedan derretirse o deformarse con el calor. Esto es necesario hacerlo cuando llegan los piojos de visita. ¡Ah! Y los cepillos de dientes por supuesto.

8. LIMPIEZA NATURAL CONTRA LIMPIEZA COMERCIAL

ÁCIDO CÍTRICO

Tiene muchos usos en la industria alimentaria y farmacéutica. Prácticamente, 95 % de los productos de aseo personal lo contiene. Se agrega a detergentes y otros productos de limpieza para estabilizarlos, otorgarles acidez y reemplazar a los corrosivos más fuertes. En la limpieza del hogar se utiliza como desincrustante, abrillantador, anti-cal y para eliminar óxido.

Desde el final de la Primera Guerra Mundial y hasta nuestros días, casi todo el ácido cítrico industrial se obtiene del hongo Aspergillus Niger, que lo acumula en enormes cantidades y es muy fácil de cultivar en grandes fermentadores de acero. Originalmente, el ácido cítrico se obtenía por extracción física del ácido del zumo de limón. Sin embargo, este método era muy laborioso, ya que se necesitaban al menos cuarenta toneladas de limones para obtener una tonelada de ácido cítrico.

1. El ácido cítrico es un limpiador ecológico muy potente que puedes usar en tu casa.
2. Elimina las manchas de cal. Diluye una cucharada de ácido cítrico en un litro de agua, colócalo en un recipiente con rociador y riega las superficies. Luego retira con un trapo limpio.
3. Elimina el óxido de las superficies. Puedes usar la misma solución para eliminar el óxido.
4. Blanquea el W.C. Espolvorea bicarbonato de sodio sobre la taza del baño y déjalo actuar durante media hora. Luego rocía con el ácido cítrico y frota con un cepillo suave.
5. Descalcifica azulejos. Usa la solución de ácido cítrico y agua para descalcificar azulejos.
6. Limpia y desinfecta la cocina. La misma solución puede ser utilizada para limpiar y desinfectar la cocina.

7. Elimina las manchas amarillas de la ropa como las que deja el desodorante. En una cubeta pon dos litros de agua y treinta gramos de ácido cítrico, pon la ropa adentro y déjala en remojo toda la noche.
8. Suaviza la ropa de forma natural. Añade ácido cítrico a tu lavadora para suavizar la ropa.
9. Desincrusta cazuelas quemadas.
10. Descalcifica cafeteras y teteras.

Siempre es mejor prevenir que lamentar. Hay que tener cuidado cuando usamos el ácido cítrico. Hay que ponerse guantes y asegurarse de que no nos entre en los ojos. Estamos hablando de que es un ácido. Yo, en lo personal, no lo uso mucho. Nunca he tenido ningún accidente, pero la verdad es que con los ingredientes anteriores para mí es más que suficiente. En lugar del ácido, uso limón. Siempre trato de darle utilidad a los limones exprimidos cuando hago agua fresca.

LIMÓN

Si la vida te da limones, ¡limpia con ellos! La acidez del jugo de limón tiene un pH de 2.3. La escala del pH va desde el valor 0 hasta el 14. Esta escala se utiliza para medir el grado de acidez o alcalinidad de una solución. Las sustancias con un pH de 7 se consideran neutras, las que tienen un pH menor a 7 son ácidas, y las que tienen un pH mayor a 7 son alcalinos. Así que el limón es muy ácido y esta característica le ayuda a ser un potente bactericida natural.

El alto nivel de acidez en los limones cambia el nivel de pH en las células bacterianas. Esto crea un ambiente ácido en el que los microbios no pueden sobrevivir. Al aplicar el jugo de limón directamente sobre superficies contaminadas, se puede eliminar una amplia gama de

8. LIMPIEZA NATURAL CONTRA LIMPIEZA COMERCIAL

bacterias, aunque no todas. Hay que tener cuidado, porque no es tan potente como el cloro y, por lo tanto, podría no matar todas las bacterias por completo cuando queremos desinfectar a fondo. Sin embargo, el jugo de limón es capaz de matar a la mayoría de las bacterias en tu casa, sobre todo en la cocina y el baño.

No tires los limones con los que cocinaste o hiciste agua de limón. Para obtener los mejores resultados al usar limón para la limpieza, te recomiendo que lo uses recién exprimido. Los limones no le caen muy bien a mi composta, así que antes de ponerlos en la basura orgánica que se llevará el camión recolector, les doy este último uso.

En lo personal, yo procuro usarlos en ese momento para limpiar las tablas de picar, agregando un poco de sal o de bicarbonato. Puede usarse también para eliminar alguna mancha difícil en la lavandería, como las marcas de sudor en la parte de la tela que toca las axilas. También es muy útil para las manchas de grasa en combinación con sal o bicarbonato. Otro excelente uso es como eliminador de olores. Para ello te puedes tallar las manos con el limón cuando has picado ajo, cebolla o has manipulado pescado crudo.

ECO-TIPS

- **Limpieza del microondas:** Simplemente, hay que poner un recipiente de vidrio con agua y los limones que quedaron después de exprimidos y listo. Se prende el micro, unos tres minutos y se deja ahí reposando la mezcla sin abrir la puerta. El vapor del agua con limón ayuda a que la suciedad adherida se retire fácilmente. Pasados unos diez minutos podemos abrir y limpiar con un trapo suave las paredes interiores de este electrodoméstico tan usado.

- **Limpieza de los grifos de tu cocina o de los baños:** Igualmente, mezclado con sal o bicarbonato sobre el limón partido y exprimido, y úsalo como si fuera una fibra de tallar.

SAL

La sal ha tenido un papel crucial en la historia de la humanidad, tanto que en la Antigüedad se utilizaba como moneda de cambio. Los romanos incluso llegaron a pagar a sus soldados con sal, de ahí la expresión "vale su peso en sal" y el término "salario".

La sal común, que todos tenemos en casa, no solo realza el sabor de nuestros platos, también es un excelente aliado en la limpieza ecológica. ¿Cómo algo tan simple ayuda a limpiar? La respuesta está en un fenómeno natural llamado "ósmosis".

La ósmosis es un proceso por el cual el agua se mueve entre diferentes concentraciones de sustancias. En el caso de la sal, cuando la aplicamos sobre manchas húmedas o superficies sucias, la sal atrae el agua de la suciedad. Este efecto no solo ayuda a secar la mancha, sino que también puede arrastrar partículas de suciedad y grasa, facilitando su limpieza.

¿Por qué podemos decir que tiene poder desinfectante? La sal tiene la capacidad de atraer el agua de las células de los microorganismos como bacterias y hongos, lo que provoca su deshidratación y eventual destrucción. Esto la hace efectiva para desinfectar superficies, alimentos y heridas.

Por supuesto, no lo hará con la misma eficacia que el cloro u otros desinfectantes, pero para las necesidades normales será suficiente. Además, la sal puede absorber la grasa y el aceite, lo que la hace útil para limpiar superficies grasosas, incluso manchas de grasa en fibras textiles. Ya sea sola o en combinación con el bicarbonato, el ácido cítri-

8. LIMPIEZA NATURAL CONTRA LIMPIEZA COMERCIAL

co o el limón, nos ayudará a combatir la suciedad y a desinfectar algunas áreas, ya que potencializa sus efectos, así como lo hace con los sabores en los alimentos.

La sal es no contaminante, económica y no pone en riesgo tu salud cuando la usas para limpiar. No la utilices en superficies delicadas o que se rayen muy fácilmente, pues es muy abrasiva.

ECO-TIPS

1. Limpiador abrasivo para superficies

Ingredientes:
- 1 taza de sal.
- 1 taza de bicarbonato de sodio.
- 1 taza de vinagre blanco.

Instrucciones:
Mezcla la sal y el bicarbonato de sodio en un tazón. Añade gradualmente el vinagre (reaccionará efervescentemente). Una vez que la reacción haya cesado, mezcla bien para formar una pasta. Utiliza una esponja para aplicar la pasta sobre superficies como fregaderos, bañeras y baldosas. Frota suavemente y luego enjuaga con agua.

2. Desinfectante de salmuera para limpiar y desodorizar

Ingredientes:
- 2 cucharadas de sal.
- 1 litro de agua caliente.

Instrucciones:

Disuelve la sal en el agua caliente. Usa esta solución para limpiar superficies de cocina, incluyendo mostradores y tablas de cortar o en el baño, para desinfectar y eliminar olores. No es necesario enjuagar, simplemente limpia con un trapo y deja secar al aire.

Bonus

Si en la antigüedad la sal se utilizaba como fijador de tintes vegetales o minerales sobre las telas, nosotros también podemos hacerlo hoy en día. Las telas de fibras sintéticas no se destiñen, pero las de algodón y lino sí, igual que la mezclilla. Así que, si estás estrenando una ropa muy colorida u oscura con este tipo de telas, antes de lavarla por primera vez, prepara una tina con agua a la que le pondrás hielos, media taza de vinagre blanco y un cuarto de taza de sal gruesa o de mesa, es indistinto. Incorpora muy bien y pon la prenda de ropa nueva a remojar por quince minutos. Enjuaga y listo. Con esto se fijarán aún más los colores. Recuerda lavar esa ropa siempre con agua fría y con un jabón especial para ropa de color y tender a la sombra.

CAL

Durante veinte años, desinfecté incorrectamente las frutas y verduras con cal en mi hogar y ahora ya lo hago bien con cal. No fue hasta hoy, mientras escribo este libro y hago una investigación más rigurosa, que me percaté de mi error. Quisiera expresar mi agradecimiento a Rosario Tovar, quien trabaja en el Grupo Calidra y ha dedicado dieciocho años a la investigación y estudio de los diversos usos y beneficios de la cal para uso industrial y doméstico. Aunque ella no me conoce y desconoce el gran favor que me ha hecho, su webinar titulado "El uso de la cal como desinfectante en el hogar" impartido en YouTube el 20 de mayo de 2021, fue una lección magistral para mí.

Antes de platicarte lo que aprendí en el video, tengo que clarificar lo que es un "biocida". Un biocida es una sustancia o mezcla que se utiliza para eliminar, disuadir o hacer inofensivos a los organismos nocivos como bacterias, virus, hongos y otros parásitos; mediante medios físicos, químicos o biológicos.

El sol es un biocida físico muy eficiente. Ha sido utilizado por la humanidad desde tiempos inmemoriales. El alcohol, por su parte, es un biocida químico, mientras que el jugo de limón se clasifica como un biocida biológico. La cal, en cambio, es un biocida muy completo. Su acción física deshace la grasa que recubre a los organismos dañinos. Como biocida químico, la cal eleva el pH hasta destruir a estos entes. Además, genera enzimas que desintegran sus proteínas, lo que la convierte también en un biocida biológico.

INSTRUCCIONES DE USO DE LA CAL

Te comparto algunos datos claves de la cal que aprendí en el webinar:

1. Para desinfectar frutas y verduras con cal, esta debe ser de grado alimenticio y la encuentras en línea. Búscala como cal viva grado alimenticio y también a granel en las ferreterías. *Nixtacal Plus*, es una marca de cal grado alimenticio, así como *Cal Quimex 90*.

2. Para desinfectar superficies no es necesario que tenga grado alimenticio y la de la marca *Calidra*, es la que nos recomienda Rosario Tovar.

3. ¿Qué pasa si mezclo cal con agua? Cuando un gran volumen de cal viva reacciona con el agua, se libera mucho calor (re-

acción exotérmica). Por lo tanto, el agua puede alcanzar el punto de ebullición, provocar salpicaduras de cal y causar una quemadura térmica o química. Por esta razón debemos ser muy cuidadosos y poner la cantidad exacta y suficiente para lograr lo que se le conoce como **lechada de cal para desinfectar.** Para un litro de agua basta una cucharadita cafetera con cal.

4. Deja reposar la mezcla durante veinte minutos para permitir que la cal se cristalice y se asiente en el fondo del recipiente.

5. El agua alcanza un pH de 13 una vez que se ha mezclado con la cal. En la escala del pH, como anoté, 14 es el valor máximo, lo que significa que el agua se vuelve muy alcalina. En este ambiente altamente alcalino, los microorganismos y patógenos no pueden sobrevivir.

6. Una vez que esto suceda, transfiere cuidadosamente el agua a otro recipiente, procurando dejar la cal sedimentada en el fondo del recipiente original. Ahora, tu agua con cal está lista para ser utilizada en la desinfección de tus alimentos y también, si así lo quieres, de objetos y superficies como: cubiertos, cepillos de dientes, escobetas, cepillos para lavar trastes, el aseo de la casa, de los baños, esponjas de cocina y hasta trapos de cocina. Además, es un biocida tan eficiente que puedes usarlo en prendas de ropa si tienes alguna ocupación que lo requiera.

7. No debemos verter el agua con cal en el desagüe porque puede dañar las tuberías dejando residuos de cal. Lo que tenemos que hacer luego que ya desinfectamos nuestros alimentos, es regar nuestras plantas con este excedente. Y el sedimento que quedó luego de hacer la lechada hay que ponerlo en el bote de la basura.

8. LIMPIEZA NATURAL CONTRA LIMPIEZA COMERCIAL

8. El agua de cal es perfecta para desinfectar las fresas que tienen muchos microbios y bacterias. La recomendación es partir la fresa en 4 y sumergirlas, pues al parecer los organismos patógenos se albergan en la parte blanca del corazón de la fresa. Si no la partimos en cuatro, solo estaremos desinfectando la parte exterior de la fresa. Cada fruta y verdura tiene un tiempo diferente de estancia adentro del agua de cal. Zanahorias, lechuga, fresas, cilantro y perejil deben estar sumergidas por veinte minutos, ya que están en contacto más directo con la tierra. Mientras que las manzanas, uvas o naranjas, por ejemplo, tienen suficiente con un tiempo de diez minutos. No hay que enjuagarlas con agua de la llave después de sacarlas del agua de cal, porque esta no está desinfectada y tiene una alcalinidad más neutra. No te preocupes si percibes una pequeña capa blanca sobre tus alimentos, ya que no es dañino. Si quieres quitar los restos de cal, enjuaga con agua purificada.

ACEITE ESENCIAL DE TÉ DE ÁRBOL, *TEA TREE*

Originario de Australia, el aceite de árbol de té, también conocido como melaleuca, es un guerrero silencioso en la batalla contra la suciedad y las bacterias. Sus "superpoderes" no se limitan a la limpieza del hogar. En el campo de la higiene personal, este aceite esencial se ha convertido en un aliado indispensable en la lucha contra enemigos comunes pero molestos, como el acné y la pediculosis. Sus propiedades desinfectantes y antisépticas son bien conocidas y respetadas, y en el mundo de la limpieza ecológica, es considerado el as en la manga, el aceite esencial número uno.

La ciencia ha corroborado estas afirmaciones. Un estudio publicado en la prestigiosa revista Biomédica en 2020, destaca el amplio espectro antimicrobiano del aceite del árbol de té y sus componentes. Su efectividad ha sido reportada contra una variedad de microorganismos de importancia clínica, incluyendo nombres tan conocidos y temidos como Escherichia coli, Pseudomonas aeruginosa y Staphylococcus.[72]

RECETA

Desinfectante multiuso con aceite de té de árbol

Ingredientes:

- Un litro de agua.
- 30 gotas de aceite esencial de tea tree.
- 2 tazas de vinagre blanco o 5 cucharadas de bicarbonato.

Procedimiento:

Mezcla muy bien en un recipiente de vidrio. Ponlo en una botella con atomizador y ¡eso es todo! Con este limpiador multiusos podrás limpiar baños, regaderas, azulejos, grifos, pisos, paredes, superficies con moho, electrodomésticos como la licuadora, juguera, microondas, controles remotos, apagadores, refrigeradores, congeladores; etcétera. En caso de que encuentres moho en el tanque del agua del W.C., te recomiendo echar 50 gotas de este aceite para eliminarlo y combatirlo. Solo recuerda que, por contener vinagre, no podrás limpiar superficies de mármol, granito y madera. Puedes preparar la misma solución, pero sin

---

72 Ossa-Tabares JC, Llanos CJ, García AM. "Evaluation of tea tree oil physicochemical features and its antimicrobial activity against Cutibacterium acnes (Propionibacterium acnes)" ATCC 6919. *Biomédica.* 2020 Dec 2; 40(4):693-701. English, Spanish. Doi: 10.7705/biomédica.5122. PMID: 33275348; PMCID: PMC7808774.

8. LIMPIEZA NATURAL CONTRA LIMPIEZA COMERCIAL

vinagre, para usarla en esos materiales. No te olvides de ponerle bicarbonato.

Precaución

Aunque este aceite es de origen natural, hay que tener cuidado si:

1. En casa hay alguien con alergia declarada a la melaleuca.
2. Es tóxico si se ingiere. Provoca vómitos, diarrea, alucinaciones y hasta coma en casos de que se ingiera mucha cantidad. Guárdalo fuera del alcance de niños pequeños y mascotas.
3. No lo apliques directamente sobre la piel porque puede causar irritaciones, a menos de casos donde se requiere un efecto localizado fuerte.
4. Este aceite está en la lista de los que se puede estar expuesta durante el embarazo, pero por precaución limita su uso en el primer trimestre.

Hay una infinidad de recetas y usos en internet. Mis limpiadores favoritos son los que provienen de las recetas que acabo de compartir. Sin embargo, hay otro uso que le doy en casa. Utilizo el aceite para desodorizar el bote de basura donde deposito los desechos orgánicos de mi cocina. No son muchos, ya que hago composta, pero lo poco que queda es suficiente para que el bote adquiera un mal olor al final de la semana. Por lo tanto, todos los viernes, lavo y seco este bote, y en su base aplico unas gotitas de aceite de árbol de té. Dejo que se seque antes de colocarle su bolsa.

Respecto a las bolsas de plástico para los botes, también hay algo que decir. Hay unas bolsas de plástico que pueden usarse sin ningún remordimiento. Son hechas en México y son compostables, es decir, no se convertirán en microplásticos cuando terminen en un relleno sanitario o en un tiradero a cielo abierto, que es lo que sucede con las bolsas de plástico que nos venden como biodegradables o hechas con material reciclado. Son bolsas de tamaño camisa, que es la medida de muchos botes de basura que caben en la cocina. ¡Son una maravilla! Las puedes encontrar en su página web o bien en línea No puedo mencionar marcas aquí, pero darás muy fácil con ellas, busca bolsas de plástico compostables.

Polvo limpiador ecológico Verde a la mexicana

Ingredientes:
- 400 gramos de bicarbonato de sodio (40 %).
- 300 gramos de bórax (30 %).
- 200 gramos de sal (20 %).
- 100 gramos de ácido cítrico (10 %).

Instrucciones de preparación:
En un recipiente grande y seco, mezcla bien el bicarbonato de sodio, el bórax, la sal y el ácido cítrico hasta que todo esté completamente combinado. Es importante asegurarse de que no queden grumos y que la mezcla sea homogénea. Una vez que los ingredientes estén bien mezclados, transfiere el polvo a un recipiente hermético para mantenerlo seco y evitar que se formen grumos en el futuro. Un frasco con tapa o un recipiente de plástico con cierre es ideal. No olvides etiquetar el recipiente con el nombre del producto y la fecha de elaboración. También puede ser útil anotar los ingredientes y las instrucciones de uso directamente en la etiqueta.

Si prefieres no usar bórax, simplemente sustituye esos 300 gramos por bicarbonato. Si quieres que haga espuma, puedes sustituir los 300 gramos del bórax por jabón en polvo. Y por úl-

8. LIMPIEZA NATURAL CONTRA LIMPIEZA COMERCIAL

timo, si deseas utilizarlo en la lavandería, sustituye los 300 g del bórax por 300 g de percarbonato. Esta última opción es apta para lavadoras de alta eficiencia (HE).

Instrucciones de uso:

Utiliza este polvo para limpiar superficies duras como pretiles, fregaderos, W.C., regaderas, grifos; etcétera. Espolvorea una cantidad moderada sobre la superficie a limpiar, frota con una esponja húmeda o un cepillo, y luego enjuaga bien con agua. Para manchas más difíciles o para usar como desatascador, puedes dejar actuar el polvo unos minutos antes de frotar y enjuagar. Si lo deseas, puedes añadirle treinta gotas de aceite esencial de árbol de té, limón o toronja, que también tienen propiedades limpiadoras. Este polvo limpiador no solo es efectivo, sino también económico y, principalmente, amigable con el medio ambiente. Puede ayudarte a mantener tu hogar limpio sin el uso de químicos dañinos. ¡Espero que esta receta te resulte útil y fácil de preparar!

9.

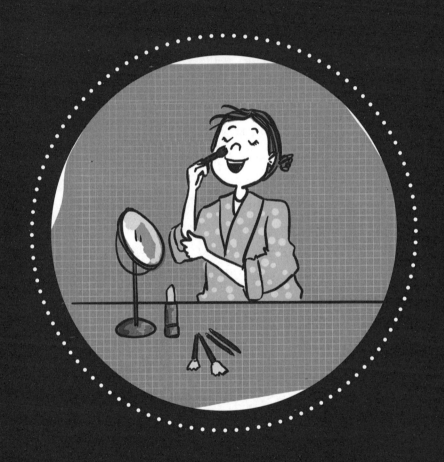

COSMÉTICA COMERCIAL CONTRA COSMÉTICA NATURAL

APRENDE A ELEGIR

Diariamente, aplicamos productos en nuestra piel y cabello sin entender muchas veces las implicaciones que sus ingredientes pueden tener para nuestra salud.

Bajo la categoría de "cosméticos" se engloban los productos para el cuidado de la piel y el cabello, maquillaje, artículos de higiene, fragancias para hombres y mujeres, que se utilizan para realzar la belleza y mantener la higiene personal.

Evitar químicos potencialmente dañinos que se han vinculado a trastornos hormonales y riesgos de cáncer, más que una medida preventiva, es un acto de autocuidado informado.

Aprender a leer y entender las etiquetas de los cosméticos nos empodera para hacer las mejores elecciones de compra en términos de nuestra salud. Al optar por productos con ingredientes seguros y verificar certificaciones que garanticen prácticas de producción éticas y responsables, tomamos un rol activo y nos convertimos en consumidores conscientes e informados, poco susceptibles al engaño verde y al marketing.

TENDENCIAS DEL MERCADO MUNDIAL

El comportamiento de los consumidores está cam-

9. COSMÉTICA COMERCIAL CONTRA COSMÉTICA NATURAL

biando. De acuerdo con una investigación publicada por Mordor Intelligence, una de las principales agencias de investigación de mercado a nivel mundial, esto es lo que la industria de cosméticos está buscando:

1. Productos saludables: los consumidores prefieren productos naturales y ecológicos, evitando aquellos que causan problemas de salud como irritación o toxicidad.
2. Conciencia ambiental: hay un interés creciente en cosméticos veganos y libres de crueldad animal, con millennials como un público objetivo clave.
3. Innovación tecnológica: el desarrollo de alternativas sin animales y muestras de piel humana cultivadas en laboratorio para pruebas, está impulsando el crecimiento del mercado.[73]

A pesar de la tendencia actual entre las nuevas generaciones por los productos naturales, principalmente para el cabello y la piel, están las corporaciones transnacionales que tienen un impacto significativo en la economía global y son las principales proveedoras de los productos con los que limpiamos nuestros espacios y nuestro cuerpo en prácticamente todo el mundo.

Estas empresas generan ventas y ganancias con tal cantidad de ceros en sus cifras que son difíciles de entender. Por supuesto que utilizan ingredientes "legales" regulados y que además están contenidos en cada cosmético en las cantidades que supuestamente no nos enferman, pero esto no significa que no tengan la capacidad de hacernos daño, de

---

73 MORDORINTELLIGENCE, Análisis de participación y tamaño del mercado cosmético, tendencias y pronósticos de crecimiento (2024-2029) https://www. mordorintelligence.com/es/industry-reports/global-cosmetic-products-industry

equivocarse en sus formulaciones o de acumularse con el uso de varios productos al día, tal y como lo veremos a continuación.

DEMANDAS

Johnson & Johnson fue quien me inspiró a formular el polvo desodorante de *immi México* hecho con fécula de arrurruz. Esto, cuando me enteré de las demandas por su talco para bebé. Ya tenía noticias de las demandas por el champú, pero lo del talco me impactó.

La historia sucedió así: la primera demanda fue por "culpa" de la Campaña por Cosméticos Seguros (CSC), un ente independiente cuya misión es proteger a las personas y al planeta de los productos tóxicos de aseo personal. CSC depende de Breast Cancer Prevention Partners (BCPP), quien a su vez, es una organización norteamericana de defensa con base científica que trabaja para prevenir el cáncer de mama, eliminando las exposiciones ambientales relacionadas con la enfermedad.

El problema con el champú para bebés de Johnson & Johnson se hizo público en 2009, cuando la Campaña por Cosméticos Seguros publicó un informe llamado "No more toxic tub" (No más baño tóxico). Este informe revelaba que el champú para bebés de Johnson & Johnson contenía 1.4-dioxano, un químico potencialmente dañino.

Además, CSC invitó a los consumidores a boicotear los productos para bebés de Johnson & Johnson hasta que la empresa aceptara eliminar los químicos de sus productos a nivel mundial. Después de dos años y medio de presión por parte de CSC, Johnson & Johnson se comprometió en 2011 a eliminar los químicos potencialmente cancerígenos de su champú para bebés.

El año 2009 fue particularmente difícil para J&J. Además del problema con el champú, surgieron otras demandas, esta vez dirigidas a uno de sus productos que ha acompañado a las familias durante más

9. COSMÉTICA COMERCIAL CONTRA COSMÉTICA NATURAL

de 100 años: el talco. Las demandas alegaban que su talco para bebés causaba cáncer. En particular, las mujeres que usaban el talco para la higiene femenina, afirmaban haber desarrollado dos tipos de cáncer: el cáncer de ovario y el mesotelioma.

Es importante mencionar que Johnson & Johnson ha negado estas afirmaciones y ha insistido en la seguridad de su producto. Sin embargo, la compañía ha propuesto un acuerdo para resolver estas demandas. El litigio ha durado más de una década y aún continúa. Pero las quejas no quedaron solo en las mujeres afectadas, el litigio en los tribunales se intensificó a medida que diferentes estados de la Unión Americana se han unido a las demandas. Alegan que la compañía estaba al tanto desde 1971 de lotes de talco que contenían asbesto y no tomaron ninguna medida al respecto. No informaron a los consumidores ni promovieron la retirada del producto de los estantes.

Johnson & Johnson ha tomado varias medidas para abordar las preocupaciones y demandas relacionadas con la presencia de asbesto en su talco para bebés:

- **Retirada del producto:** en 2020, J&J decidió retirar sus polvos a base de talco del mercado en Estados Unidos y Canadá. En su lugar, la compañía dejó en los estantes su versión con base en almidón de maíz.
- **Cambio de ingredientes:** la compañía anunció que dejaría de usar talco en su polvo para bebés en todo el mundo en 2023 y que el ingrediente sería reemplazado por almidón de maíz.
- **Acuerdo de compensación:** J&J acordó pagar $8.9 mil millones durante 25 años para resolver "todas las demandas actuales y futuras" que alegan que el talco de la compañía causó cáncer. A pesar de estas acciones, la compañía mantiene su

posición de que los productos de talco son seguros y no admite ninguna irregularidad.[74]

El talco es un polvo mineral, similar al asbesto (un reconocido cancerígeno), y ambos se forman en condiciones geológicas similares. Por esta razón, las vetas de talco pueden estar cerca o incluso dentro de las vetas de asbesto. Durante su extracción puede haber una contaminación cruzada.

Por esta razón, y por principio de precaución, hay que evitar la compra de talco. Están los talcos para los pies y los talcos corporales perfumados, además de los que se ofrecen para los bebés. El talco también se utiliza para elaborar sombras para ojos, rubor y bases de maquillaje, entre otros. Las marcas de cosmética responsables utilizan sustitutos del talco como polvos de arroz, almidón de maíz o fécula de arrurruz.

LA POLICÍA DEL PLANETA: VALISURE

Valisure es fundada y financiada por un equipo de empresarios de la Universidad de Yale. Su misión es proteger a los consumidores estadounidenses. Desde el 2015, este laboratorio independiente ha apostado por la transparencia y calidad llevando a cabo análisis químicos de la cadena de suministro de atención médica.

Tenemos mucho que agradecer a este laboratorio independiente. El pasado 16 de marzo de 2024, hicieron un importante anuncio sobre los productos para combatir el acné elaborados con peróxido de benzoilo (BPO). En efecto, encontraron benceno.

---

74 CORPORATIVO J&J, La subsidiaria de Johnson & Johnson, LTL Management LLC ("LTL"), vuelve a solicitar el Capítulo 11 voluntario para resolver de manera equitativa todas las reclamaciones de talco actuales y futuras. 4 de abril 2023. https://www.jnj.com/media-center/press-releases/ltl-update

9. COSMÉTICA COMERCIAL CONTRA COSMÉTICA NATURAL

El peróxido de benzoilo se degrada en benceno, es decir, se convierte en un subproducto una vez que sale del laboratorio y se expone a ciertas condiciones físicas como la temperatura en el lugar de almacenamiento.

"Los resultados de las pruebas de Valisure, muestran que los productos con peróxido de benzoilo en el mercado, pueden formar más de 800 veces el límite de concentración condicionalmente restringido de la FDA de 2 partes por millón (ppm) para benceno, y la evidencia actual sugiere que este problema se aplica ampliamente a los productos BPO actualmente en el mercado". "No solo se detectaron altos niveles de benceno dentro de los productos BPO, sino también en el aire alrededor de los productos BPO incubados, lo que demuestra que el benceno puede escaparse de los paquetes de algunos productos y representar un riesgo potencial de inhalación". [75]

Reckitt Benckiser dueña de una marca muy conocida para el acné, hizo un comunicado oficial al respecto, la cual puedes encontrar en su página web donde afirma que "todos los productos *Clearasil*, cuando se usan y se almacenan según las indicaciones en sus etiquetas, son seguros"; argumenta que los hallazgos "reflejan escenarios poco realistas en lugar de condiciones del mundo real". [76]

Ante este tipo de situaciones, recordemos el "principio de precaución". Ante la duda, es mejor prevenir que lamentar. ¿No crees? Pues pasa la voz si conoces a alguien que use peróxido de benzoilo para tratar el acné. Por mi parte, solo quiero decir: ¡Gracias, Valisure!

---

75 VALISURE DISCOVERS BENZOYL PEROXIDE ACNE TREATMENT PRODUCTS ARE UNSTABLE AND FORM BENZENE, NEW HAVEN, CT - March 6, 2024 https://www.valisure.com/valisure-newsroom/valisure-detects-benzene-in-benzoyl-peroxide
76 RECKITT, DECLARACIÓN DE CLEARASIL, 6 DE MARZO 2024 https://reckitt.com/us/newsroom/latest-news/news/2024/march/clearasil-statement/

LA GRAN DESINTOXICACIÓN EN EUROPA

La Agencia Europea de Medio Ambiente (AEMA) anunció en el 2022 la mayor prohibición de sustancias químicas tóxicas, jamás realizada. La llaman la "gran desintoxicación" con la que prometen mejorar la seguridad de casi todos los productos manufacturados y reducir rápidamente la contaminación química en sus escuelas, hogares y lugares de trabajo.

"El plan se centra en categorías enteras de productos químicos, como los retardantes contra el fuego, los plásticos de PVC y los bisfenoles, que se utilizan para fabricar plásticos duros para artículos como, por ejemplo, botellas de agua". "También abarca las denominadas "sustancias químicas eternas", que son conocidas por el tiempo increíblemente largo que tardan en degradarse en el medio ambiente".[77]

En abril de 2024, la Comisión Europea adoptó los criterios y principios rectores sobre lo que constituirán los "usos esenciales" de las sustancias químicas más nocivas. Según los criterios del denominado "Pacto Verde", se aceptará el uso de estas sustancias en la Unión Europea si son necesarias para la salud o la seguridad, o críticas para el funcionamiento de la sociedad y no existen alternativas aceptables.

"El Pacto Verde Europeo" anunció el compromiso de la comisión de responder a los desafíos del clima, así como de la contaminación y la pérdida de biodiversidad, que constituyen la tarea definitoria de esta generación. La mayoría de los bienes y tecnologías necesarios para la transición ecológica dependen de sustancias químicas para una amplia gama de funciones.

---

77 Rosie Frost & Euronews. La "desintoxicación" de la UE podría prohibir miles de sustancias químicas potencialmente peligrosas. (29/04/2022) https://es.euronews.com/green/2022/04/29/la-desintoxicacion-de-la-ue-podria-prohibir-miles-de-sustancias-quimicas-potencialmente-pe

9. COSMÉTICA COMERCIAL CONTRA COSMÉTICA NATURAL

Al mismo tiempo, en Europa se han dado múltiples casos de daños significativos causados a la salud y al medio ambiente por las sustancias químicas de uso frecuente.

El uso generalizado de estas sustancias químicas, especialmente en aplicaciones industriales, muestra los complicados dilemas a los que nos enfrentamos durante la transición ecológica y digital; las sustancias químicas más nocivas pueden ser técnicamente útiles y versátiles, y algunas de ellas cumplen importantes funciones de mejora del rendimiento en las tecnologías ecológicas, pero también son muy problemáticas para la salud y la seguridad; se encuentran en los seres humanos, en muchos compartimentos medioambientales, en toda la Unión Europea y en todo el mundo, a niveles que seguirán aumentando si no se aborda el problema.

Estos dilemas ponen de relieve el concepto de "uso esencial" que se recoge en la Estrategia de Sostenibilidad para las Sustancias Químicas para contribuir a alcanzar el objetivo de contaminación cero para un entorno sin sustancias tóxicas del Pacto Verde Europeo".[78]

Me quedo sin palabras luego de saber esto. Después de tantos años de estar consciente de los peligros de nuestra exposición a las sustancias químicas, tener conocimiento del "Pacto Verde" de Europa me llena de alegría. Me tocó vivir en carne propia el boom de la química porque nací en los 60s. Quizás no me toque ver un mundo libre de sus efectos; pero este es el inicio de un gran cambio. Estoy segura de que lo que está ocurriendo allá, se dará como efecto dominó en el resto de los países, tarde o temprano. Pero mientras esto sucede, y como tú y yo no vivimos en el viejo continente, pongamos manos a la obra para

---

78 DIARIO OFICIAL DE LA UNIÓN EUROPEA. "Criterios y principios rectores del concepto de uso esencial en la legislación de la UE relativa a las sustancias químicas". C/2024/2894 (26.4.2024) https://eur-lex.europa.eu/legal-content/ES/TXT/PDF/?uri=OJ:C_202402894

enfrentarnos con información a nuestras decisiones de compra en el día a día. ¿Listos? Vayamos a las cuestiones prácticas.

¿CÓMO LEER LAS ETIQUETAS DE LOS PRODUCTOS COSMÉTICOS?

Es muy importante aprender a leer las etiquetas, conocer los ingredientes a evitar, así como las certificaciones, sellos de confianza y los símbolos para no caer en engaño verde o *greenwashing*. Esto es lo que debe contener con claridad todo producto que lleves a tu casa para el uso de la familia. No compres productos que vengan vagamente identificados y sin cumplir con lo que marca la ley de etiquetado internacional. Los fabricantes están obligados a poner con claridad la lista de ingredientes.

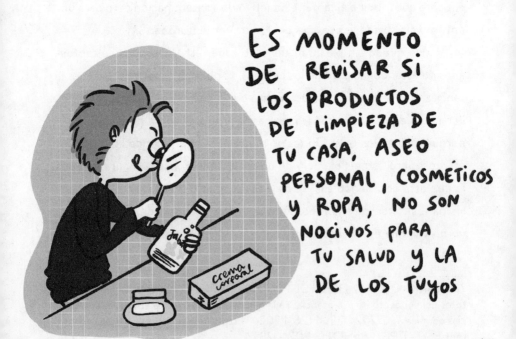

EL INCI ES LO PRIMERO QUE DEBES BUSCAR

La lista de ingredientes, también conocida como la lista INCI por sus siglas en inglés *International Nomenclature of Cosmetic Ingredients*, que en español significa: Nomenclatura Internacional de Ingredientes Cosméticos, es el lenguaje universal para enumerar los ingredientes de un producto cosmético, ya sea natural o no. Hay que aprender a leerla, es complicado al principio, pero con la práctica se vuelve más fácil. Como cuando aprendimos a leer los ingredientes de la comida. **Desconfía al cien por ciento de los productos que no traigan claramente su INCI. Forma parte de la ley de etiquetado internacional y si no lo ponen claramente es porque algo esconden.**

Los ingredientes se enumeran en orden de mayor a menor por su peso en gramos. Esto significa que el primer ingrediente listado es el que se encuentra en mayor cantidad en el producto. Los primeros cinco ingredientes generalmente constituyen la mayor parte del producto.

Los ingredientes de origen vegetal se pueden identificar fácilmente porque se enumeran con sus nombres en latín, seguidos de un nombre común entre paréntesis. Por ejemplo, si tiene aceite esencial de lavanda dirá: "Lavándula angustifolia" o "L. Officinalis" o "L. Vera".

En algunos productos podrás observar el uso del símbolo asterisco*, esto es lo que significa:

- Un asterisco * significa que el ingrediente es natural.
- Dos asteriscos ** significa que el ingrediente es orgánico.
- Tres asteriscos *** significa que el ingrediente es de origen sintético (este casi no se usa).

¿QUÉ ES EL INGREDIENTE ACTIVO?

Observarás que arriba de la lista de ingredientes, puede venir en la etiqueta la leyenda "ingrediente activo". Un ingrediente activo en los productos cosméticos es un componente que tiene una acción específica sobre la piel, el cabello o las uñas.

Por ejemplo, un ingrediente activo puede ser el ácido salicílico, que tiene función antiseborreica, la provitamina B5, que acondiciona y repara el pelo dañado, o el extracto de aloe vera, que sirve para calmar e hidratar la piel. Los ingredientes activos son los encargados de que la función de los cosméticos se cumpla a la perfección. Son componentes clave que abordan el objetivo declarado en el envase.

¿CÓMO IDENTIFICARLOS EN LA ETIQUETA?

En una etiqueta INCI los ingredientes activos pueden no estar siempre al principio de la lista, especialmente si son potentes, vendrán en pequeñas cantidades. A veces, el fabricante destaca los principios activos en el "claim" en la etiqueta frontal del envase para indicar su presencia. Sin embargo, leer la lista INCI completa te dará una imagen más clara de todos los componentes del producto, incluyendo los principios activos y su contexto dentro de la fórmula completa.

Entender los principios activos en los productos cosméticos, te ayudará a tomar decisiones informadas basadas en tus necesidades específicas de cuidado de la piel o cabello, asegurándote que el producto que elijas no solo sea efectivo para tus objetivos de belleza y salud, sino que no sea peligroso y tóxico.

9. COSMÉTICA COMERCIAL CONTRA COSMÉTICA NATURAL

¿CLAIM? ¿QUÉ ES ESO?

En el ámbito de la cosmética, un *claim* o "reivindicación" es un término que se utiliza en el etiquetado de los productos para destacar sus beneficios y captar la atención de los consumidores. Algunos ejemplos son: "Hidratación profunda con ácido hialurónico", "control de acné con ácido salicílico", "protección solar FPS20", "100 % natural", "libre de parabenos", entre otros. Estos *claims* deben ser verídicos, demostrables y cumplir con la legislación vigente de cada país. No deben exagerar las propiedades del producto.

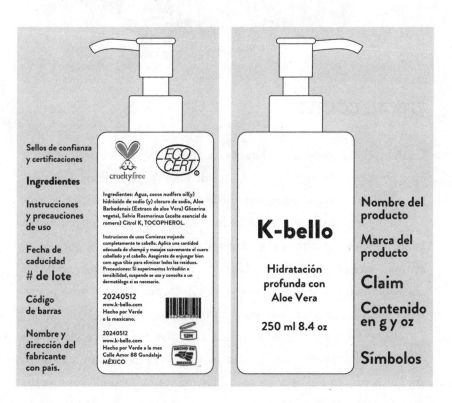

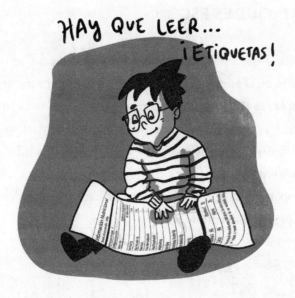

EFECTO COCTEL

Cuando a lo largo del día y durante muchos años usamos productos de aseo personal, cosméticos, productos de limpieza de objetos o alimentos y bebidas con químicos, nos enfrentamos a una "exposición química acumulada". Este fenómeno indica que muchas veces los productos pueden incluir sustancias tóxicas en niveles considerados seguros que, además, están regulados en cada producto en lo individual y cuando los consideramos por separado; pero su acumulación en el cuerpo puede tener efectos sinérgicos impredecibles.

Un efecto sinérgico impredecible se refiere a la interacción entre dos o más sustancias que, cuando se combinan, producen un efecto conjunto que no puede preverse simplemente observando los efectos de cada sustancia por separado. Esto es preocupante por la manera en que estas sustancias interactúan y afectan la salud humana, animal y del medio ambiente a largo plazo, incluso a niveles bajos de exposición.

9. COSMÉTICA COMERCIAL CONTRA COSMÉTICA NATURAL

Observa la ilustración de la siguiente página de Karen Castilla que nos muestra la rutina de limpieza que normalmente hace una mujer por las mañanas a lo largo de su vida. Esta es la exposición química acumulada que ocurre en tu baño todas las mañanas, y eso que aún no has salido de tu cuarto y no te has puesto maquillaje ni perfume; no has puesto lavadoras de ropa ni has hecho la limpieza de tu casa. A esta combinación y acumulación de compuestos sintéticos se le llama el efecto coctel.

Ahora piensa en los diferentes ingredientes que le pones al coctel, donde muchos son disruptores hormonales. Te lo tomas, poquito a poquito, todos los días, durante años. Entonces, adentro de tu cuerpo, la sinfonía perfecta de tus hormonas es suplantada por un hacker que interpreta una música horrorosa y manda mensajes corruptos a todas tus funciones corporales. "¿Qué tanto es tantito?" Me dirás, pues nada, pero combinado con muchos "tantitos", lograrás una bebida lo suficientemente poderosa para afectar tu salud. Me gustaría volver a mencionarte las enfermedades que provoca la disrupción hormonal. Quiero que pienses a cuánta gente conoces con estas enfermedades o quizás tú padezcas alguna de ellas:

- Trastornos reproductivos. Infertilidad, malformaciones congénitas, pubertad precoz o tardía.
- Cáncer de mama, próstata o testículos. Síndrome de ovario poliquístico (SOP).
- Trastornos metabólicos. Obesidad, diabetes tipo 2, resistencia a la insulina.
- Trastornos neurológicos. Déficit de atención e hiperactividad (TDAH), autismo, enfermedad de Parkinson o Alzheimer.
- Trastornos inmunológicos. Alergias, asma, enfermedades autoinmunes.
- Trastornos tiroideos. Hipotiroidismo o hipertiroidismo.

INTELIGENCIA NATURAL

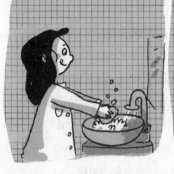
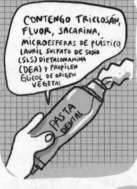
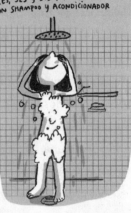
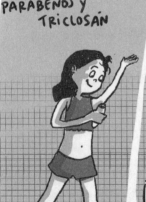
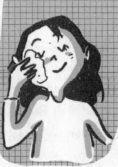
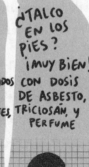
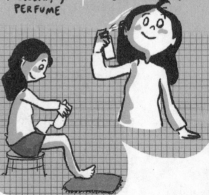

9. COSMÉTICA COMERCIAL CONTRA COSMÉTICA NATURAL

Yo tomé una decisión en el 2006, no quería tomar este coctel todos los días y tampoco lo quería para mi familia. Poco a poco y con base en prueba y error, con estudio e investigación, comencé a transformar mi estilo de vida, a comprar productos más limpios y también a preparar en casa no solo productos de limpieza, sino también productos para el cuidado personal.

Me propuse crear una receta de desodorante natural que fuera efectivo todo el día, ya que los que usaba libres de aluminio me servían hasta las tres de la tarde. Y así, experimentando en mi cocina, logré hacer mi desodorante casero. Comencé a compartirlo con mi familia y amigas, y debido a su eficacia, me atreví a comercializarlo y convertirlo en un producto con causa.

Así nació el desodorante *immi*, que se vende con mucho éxito en todo México desde el 2014 y que, desde sus inicios hasta la fecha, ha podido apoyar a cientos de pacientes oncológicos para el pago de sus tratamientos y demás necesidades alrededor de esta enfermedad. [79]

Poco a poco fui aprendiendo a formular y a lanzar a la venta más productos. La cosmética natural no tiene por qué ser cara. Me siento muy feliz de llevar a tantos hogares productos limpios que cumplirán con su función sin dañar a nadie y a precios accesibles.

El nombre *immi* es una interpretación en arameo del diminutivo cariñoso de la palabra MADRE: "mamita". No se escribe así, pero fonéticamente es algo parecido. Este emprendimiento es un homenaje a mi madre, quien falleció a la edad de 50 años debido a un melanoma, una forma de cáncer de piel. A través de *immi*, su recuerdo y amor continúan viviendo.

---

79 www.immi.mx

SELLOS DE CONFIANZA

Certificaciones, sellos y regulaciones oficiales que se aplican a los productos de cosmética y aseo personal en Estados Unidos:

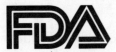

La FDA (Food and Drug Administration): es una agencia del gobierno de Estados Unidos. Cuando un producto cosmético hecho en Estados Unidos lleva una certificación de la FDA, significa que el producto ha sido evaluado por la FDA y se ha determinado que es seguro para su uso. Los fabricantes son responsables de garantizar la seguridad del producto, pero la FDA puede intervenir si se determina que un producto es dañino.

Además, la FDA exige que todos los cosméticos tengan etiquetas precisas que reflejen su contenido e instrucciones de uso. Esto incluye la identificación adecuada de todos los ingredientes y la inclusión de las advertencias necesarias.

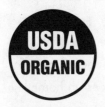

USDA Organic: esta certificación es otorgada por el Departamento de Agricultura de Estados Unidos (USDA) y se utiliza para productos que cumplen con los estándares orgánicos federales. Si un cosmético tiene ingredientes de origen vegetal y son orgánicos, pueden validarlo con este sello.

9. COSMÉTICA COMERCIAL CONTRA COSMÉTICA NATURAL

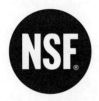

NSF/ANSI 305: esta es una norma norteamericana para productos de higiene personal que contienen ingredientes orgánicos. Si un producto cosmético, de cuidado personal o de cuidado corporal contiene o está compuesto de ingredientes agrícolas, y puede cumplir con la producción orgánica, manejo, procesamiento y normas de etiquetado del Programa Nacional Orgánico (NOP) del USDA, puede ser elegible para ser certificado bajo las regulaciones del NOP2.

CERTIFICACIONES PRIVADAS E INDEPENDIENTES

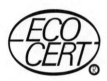

ECOCERT (europea): para obtener la certificación ECOCERT, un producto no debe contener organismos modificados genéticamente (OMG), parabenos, fenoxietanol, nanopartículas, silicio, PEG, perfumes ni colorantes sintéticos. Además, debe limitar los ingredientes de origen animal a aquellos producidos de manera natural, como la leche o la miel. Al menos 95 % de los ingredientes de la fórmula deben ser de origen natural y orgánico, y los envases deben ser biodegradables o reciclables. ECOCERT es una organización internacional que ofrece certificaciones para cosméticos naturales y ecológicos a otros países fuera de la comunidad europea.

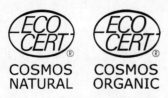

COSMOS (COSMetic Organic and natural Standard): es una certificación originaria de Europa con sede en Bruselas. ECOCERT es uno de los miembros fundadores de COSMOS y ambas certificaciones se centran en la promoción de la agricultura ecológica, la sostenibilidad de todos los procesos, así como la garantía de que el cosmético es bueno para la salud humana y para el planeta. Por lo tanto, cuando ves un producto con certificación COSMOS, también puede llevar el logotipo de ECOCERT, esto significa que el producto ha sido verificado por los equipos de ECOCERT desde la composición y el procedimiento de procesamiento hasta su embalaje.

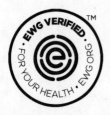

EWG VERIFIED®: se trata de una organización independiente sin fines de lucro que trabaja desde hace más de treinta años investigando y publicando acerca de la posible toxicidad de los productos que usamos en casa. También tiene como objetivo la protección de los segmentos más vulnerables de las poblaciones humanas —niños, recién nacidos y bebés en estado embrionario— de los problemas de salud atribuidos a una amplia gama de contaminantes tóxicos. Es de Estados Unidos, entonces solo podrás consultar las marcas de ese país, así como de las trasnacionales: www.ewg.org es su dirección, ¡te invito a que lo visites!

9. COSMÉTICA COMERCIAL CONTRA COSMÉTICA NATURAL

Natrue: con sede en Bruselas, The International Natural and Organic Cosmetics Association ha certificado hoy en día 6,400 productos, más de 260 marcas y 3,000 materias primas. Buscan crear una industria cosmética libre de lavado de cerebro verde o greenwashing.

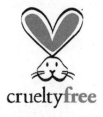

Cruelty-Free: cuando aparece este conejito, significa que el producto no fue probado en animales. Pero como verás más adelante, existen otras certificaciones con sus sellos distintivos que abarcan más aspectos.

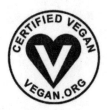

Vegan Trademark: es una certificación reconocida a nivel internacional que garantiza que un producto no utiliza ingredientes de origen animal (esto incluye el proceso de fabricación) y que no se han efectuado pruebas en animales (esto aplica tanto a los ingredientes como al producto final).

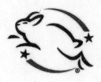

PETA (People for the Ethical Treatment of Animals): para ser incluido en la lista de PETA o llevar el logotipo "libre de pruebas en animales", las empresas/marcas (y sus proveedores) deben comprometerse a no realizar, encargar, pagar ni permitir pruebas en animales en ningún momento. Sin embargo, podrían utilizarse productos derivados de animales en el producto.

Cruelty-free: para ser considerada "libre de crueldad" bajo el programa Global Beauty Without Bunnies de PETA, las empresas no solo deben prohibir las pruebas con animales, también negarse a utilizar ingredientes derivados de animales, como miel, cera de abejas o carmín, en sus productos.

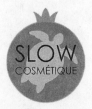

Cosmética lenta: la cosmética lenta, o "slow cosmetics", es un movimiento que surgió en Francia, derivado del movimiento "slow food" o comida lenta que apareció en los años 80. Este movimiento promueve el retorno a productos cosméticos más simples, naturales y respetuosos con el me-

9. COSMÉTICA COMERCIAL CONTRA COSMÉTICA NATURAL

dio ambiente. Se enfoca en la calidad por encima de la cantidad, fomentando el uso de ingredientes naturales, orgánicos y sostenibles.

Estas son las principales certificaciones que indican productos cosméticos seguros y sostenibles. En su sitio web, **www.safecosmetics.org,** la CSC proporciona una lista de "químicos de preocupación", que incluye información sobre los principales ingredientes y contaminantes a evitar y los tipos de productos en los que se encuentran. Esta lista es una excelente herramienta para ti, para mí y para los consumidores que buscan evitar ciertos químicos en sus productos de cuidado personal, permitiéndonos tomar decisiones más informadas sobre los productos que elegimos.

¿QUIÉN ES EL MÁXIMO COMISIONADO EN MÉXICO PARA REVISAR LOS COSMÉTICOS?

En México, la regulación de cosméticos está a cargo de la Secretaría de Salud, a través de la Comisión Federal para la Protección contra Riesgos Sanitarios (Cofepris).

La Cofepris trabaja en colaboración con la CANIPEC, conformada por la Cámara Nacional de la Industria de Productos Cosméticos y por la Asociación Nacional de la Industria de Productos del Cuidado Personal y del Hogar A.C., que agrupa a las principales compañías del sector.

Las NOM (Normas Oficiales Mexicanas) son las "guías maestras" con las directrices que deben seguir todos los productores y comercializadores de productos o servicios que pueden ser un riesgo para la seguridad y la salud.

Algunas NOM aplicables a cosméticos incluyen métodos para determinar el contenido microbiano y requisitos de etiquetado. Es esencial conocer estas regulaciones para garantizar la conformidad en

INGREDIENTES QUE EVITAR

Ya hablamos en el capítulo dos sobre los disruptores hormonales como triclosán, parabenos, ftalatos, oxibenzona y octinoxato, ingredientes muy comunes en los artículos de aseo personal y cosmética, que es lo que estamos tratando en este capítulo. Pero aún hay más, y hay que mencionarlos. No son propiamente disruptores, pero son tóxicos y están en muchos productos.

POLIETILENGLICOL (PEG)

Es un derivado del petróleo. Además de usarse mucho en los productos farmacéuticos, es un ingrediente presente en los cosméticos de cuidado de la piel, ya que ayuda a suavizar y a lubricar la piel, forma una barrera protectora que permite mantener la humedad.

Pero la mayor cualidad del PEG en los productos cosméticos, es que ayuda a que los ingredientes activos de las fórmulas puedan entrar con mayor facilidad en las capas más profundas de la epidermis. Es como un *password* que actúa abriendo las puertas para que otras sustancias puedan penetrar más profundo. Es como el cadenero de los antros que te deja pasar a ti y a todos tus amigos.

¿POR QUÉ NO ES UN INGREDIENTE BUENO PARA TI Y PARA MÍ?

El proceso de producción de PEG requiere una reacción química conocida como etoxilación y el uso de compuestos como el óxido de etileno

9. COSMÉTICA COMERCIAL CONTRA COSMÉTICA NATURAL

y el 1.4-dioxano, que son dos químicos que tienen efectos tóxicos bien documentados en los humanos.[80] Entonces, no es que entren como ingredientes, sino que han contaminado el PEG y están presentes como "trazos". ¿Cuántos productos usamos al día que lo contienen? Muchos. Entonces, nuestra exposición es alta si sumamos todas las veces que lo ponemos sobre la piel en los diferentes cosméticos que usamos en nuestra rutina diaria (efecto coctel).

Lo vas a encontrar en los ingredientes como PEG e irá acompañado de números. ¿Qué significan estos? El polietilenglicol (PEG) es un tipo de compuesto químico que puede tener diferentes tamaños. Cada tamaño se conoce como un "peso molecular". Imagina que el PEG es como un collar de perlas y cada perla es una molécula. Entonces, el "peso molecular" es básicamente cuántas cuentas de perlas hay en el collar. Por ejemplo, un PEG 3350 es un collar largo (un peso molecular alto) y podría comportarse de manera diferente en nuestro cuerpo en comparación con un PEG 100 que es un collar más corto (un peso molecular bajo).

Un ejemplo de un PEG con un peso molecular alto que se utiliza en productos cosméticos es el PEG-80001. Entre menor sea el peso molecular, más fácil penetra en la piel, él y los demás ingredientes de la fórmula del producto que estemos aplicando. Bueno, esto suena maravilloso para cualquier persona que haga formulaciones, ¿no? Pero y ¿qué tal que esos ingredientes a los que le abre la puerta el PEG para que penetren con mayor facilidad a nuestra piel no son tan sanos o son un poco o un mucho tóxicos? Ahí está el detalle, como diría Cantinflas.

---

80 Process Plant Safety Symposium, The Evaluation of Risks of Ethoxylation processes, (2007) https://www.aiche.org/conferences/aiche-spring-meeting-and-global-congress-on-process-safety/2007/proceeding/paper/86f-evaluation-risks-ethoxylation-processes

LAURIL SULFATO DE SODIO (SLS) Y LAURETH SULFATO DE SODIO (SLES)

Lauril sulfato de sodio (SLS) fue creado durante la Primera Guerra Mundial. Lo usaban para desengrasar motores y después en 1930 se comenzó a usar para sustituir el jabón natural en champús y jabones corporales. El SLS es conocido por sus excelentes propiedades de limpieza y formación de espuma; pero a pesar de su eficiencia resultó ser muy irritante para la piel y los ojos, entonces decidieron hacer una variante más suave y menos irritante a la que llamaron **Sodium Laureth Sulfate (SLES)**.

Para lograr esta versión más suave, sometieron al lauril sulfato de sodio al proceso químico de etoxilación que consiste en pasarlo por óxido de etileno, un gas catalogado como un cancerígeno.[81] En este proceso también se forma como un subproducto, como una reacción química, 1.4 dioxano un posible cancerígeno.

La realidad es que existe la preocupación sobre la posible presencia de trazas de óxido de etileno y de 1.4 dioxano en productos que han sido etoxilados. Esto puede ocurrir si el proceso de etoxilación no se lleva a cabo completamente o si después el producto no se purifica adecuadamente. Aunque los fabricantes pueden reducir la cantidad de 1.4-dioxano en un producto mediante un proceso llamado "extracción con aspiradora", aún pueden quedar trazas de 1.4-dioxano.

Por esta razón fue que la Campaña por Cosméticos Seguros hizo público un informe sobre el champú para bebés de Johnson & Johnson en el 2009 que ya te comenté.

---

81 La Agencia de Protección Ambiental de Estados Unidos (EPA) ha declarado al óxido de etileno como un cancerígeno https://www.epa.gov/sites/default/files/2016-09/documents/ethylene-oxide.pdf

9. COSMÉTICA COMERCIAL CONTRA COSMÉTICA NATURAL

Otra preocupación es que, en caso de que esos trazos de 1.4 dioxano estén en esos millones de limpiadores que después de su uso se van al drenaje, se está contaminando el medio ambiente, ya que este químico es persistente, no se biodegrada fácilmente y puede ser tóxico para los animales acuáticos.

BUSCA PRODUCTOS QUE DIGAN SER LIBRE DE SULFATOS

Aunque el SLES (Sodium Lauryl Ether Sulfate) fue desarrollado como una alternativa más suave al SLS (Sodium Lauryl Sulfate), ambos siguen siendo utilizados en los productos de limpieza de la casa, del cuerpo humano y de champús para perros.

Las marcas comprometidas con el medio ambiente, no los usan, y en su lugar, optan por alternativas más suaves y naturales como:

- **SLSA** (sodium lauryl sulfoacetate): aunque suena similar al laureth sulfato de sodio, el SLSA es una alternativa más suave y segura.
- **Sodium cocoyl glycinate:** este es un tensioactivo suave derivado del ácido graso del aceite de coco y la glicina, un aminoácido.
- **Disodium o sodium cocoyl glutamate:** estos son tensioactivos suaves que se derivan del ácido graso del aceite de coco y el glutamato, otro aminoácido.
- **Decyl glucoside y lauryl glucoside**: estos son tensioactivos no iónicos que se derivan del azúcar y son biodegradables.
- **Sodium cocosulfate:** este es un tensioactivo aniónico que se deriva del aceite de coco y proporciona una espuma rica.

- **Sodium cocoamphoacetate:** este es un tensioactivo aniónico que se deriva del aceite de coco y se utiliza en productos de limpieza suaves.

No estoy agotando la lista de sustancias a evitar en los productos de cosmética. Estoy compartiendo las principales.

IDENTIFICANDO PRODUCTOS ECO-AMIGABLES

Además de ser seguros para la salud humana, muchos consumidores buscan productos cosméticos que sean respetuosos con el medio ambiente. El mayor porcentaje de los ingredientes en los cosméticos comerciales de las trasnacionales contienen químicos regulados por la cantidad que les ponen a sus formulaciones, que pueden ser dañinos para los humanos y para el medioambiente. Aquí hay algunas formas de identificar si un producto cosmético es eco-amigable:

- **Ingredientes renovables:** un buen indicador de un producto cosmético eco-amigable es que utiliza materias primas renovables a partir de ingredientes naturales, en lugar de materiales petroquímicos no renovables.
- **Empaquetado sostenible:** el empaque de un producto puede generar una gran cantidad de residuos innecesarios. Las marcas de belleza conscientes exploran opciones para empaques ecológicos y son trasparentes sobre los materiales que utilizan.
- **Certificaciones:** busca sellos y certificaciones que indiquen que un producto es seguro y sostenible. Esto es difícil para las microempresas, por los altos costos de conseguirlas (como lo es para immi México y tantas otras marcas pequeñas) pero

9. COSMÉTICA COMERCIAL CONTRA COSMÉTICA NATURAL

no para las empresas mayores o para las trasnacionales. Para ellas no hay pretexto que valga.

LA NATURALEZA EN TU PIEL

Te quiero compartir una lista de ingredientes naturales que quizás podrías tener en tu despensa y además puedes comer (no todos) o aplicar sobre tu piel. Sácalos de la cocina y llévatelos a tu baño.

ACEITE DE COCO

Su sabor como alimento es delicioso, pero ¿qué crees? También se lo puede "comer" tu piel. Solo asegúrate que sea orgánico. Lo encuentras en casi todos los supermercados. Estas son sus propiedades y usos:

- **Hidratante:** ayuda a conservar el colágeno y la elastina, lo que no solo combate la resequedad de la piel, sino que también es muy útil para las arrugas. Es un magnífico hidratante para la piel porque penetra muy fácil en todas las capas dérmicas. Es especialmente bueno para las pieles secas y deshidratadas. Lo puedes poner sobre la piel de tu bebé, en lugar de usar productos comerciales.
- **Antimicrobiano y antibiótico:** contiene ácido láurico, cáprico y caprílico que tienen propiedades antibacterianas y fungicidas. Ayuda a prevenir y a combatir infecciones en la piel. Para la salud de la boca es un gran aliado, ya que ayuda a combatir las bacterias "malas" que viven adentro de la cavidad bucal. Disminuye la inflamación de las encías y es muy bueno para combatir la gingivitis. Simplemente, haz "buches" todas las mañanas en ayunas con una cucharada de aceite de

coco. Aguanta el mayor tiempo que puedas antes de escupir. Esta es una práctica milenaria de la medicina ayurveda y se llama *oil pulling*.

- **Cuidado del cabello:** restaura la humedad perdida y protege el cabello de los daños ambientales y tratamientos químicos. La aplicación regular puede fortalecer el cabello. Lo puedes usar en tu cabello para prevenir las puntas abiertas y el control del encrespamiento, más conocido como frizz. Pon sobre las palmas de tu mano una cucharadita de aceite de coco y frótalo para calentarlo y luego aplícalo solo en las puntas. Déjalo una media hora y luego ya puedes lavarte el cabello o bien puedes dejártelo todo el día si así lo quieres, recogiéndolo tu cabello en una cola de caballo o chongo.
- **Antiinflamatorio:** ideal para personas con problemas cutáneos como la dermatitis atópica o la psoriasis.
- Excelente para usarlo en sustitución de la crema de rasurar. Solo asegúrate de enjuagar muy bien tu rastrillo después de usarlo.

ACEITE DE JOJOBA

Es rico en vitamina E y D, lo que lo convierte en una gran opción para reforzar la capa de protección de la piel frente a la contaminación ambiental. También es conocido por regular la producción de sebo en la piel y en el cabello. Entre sus usos están:

- **Hidratante:** suaviza e hidrata la piel en profundidad. Lo puedes usar sobre tu piel como si fuera una crema hidratante o también lo puedes mezclar con ella. Como desmaquillante deja tu piel suave e hidratada, es no comedogénico y lo

9. COSMÉTICA COMERCIAL CONTRA COSMÉTICA NATURAL

pueden usar personas con cutis graso. Si tienes la piel seca o madura, lo puedes mezclar con tu crema hidratante de noche para potencializar su efecto.

- **Regulador de sebo**: es un gran aliado del cabello y el cuero cabelludo, ya que es sebo regulador. No tengas miedo de usarlo, incluso si tienes el cabello teñido, te va a ayudar a mantener el color. Puedes aplicarlo sobre el cuero cabelludo sin temor. Es un aceite que trabaja tanto en raíz como en puntas.
- **Antiinflamatorio**: puede ayudar a reducir la inflamación y la irritación en la piel.
- **Antioxidante**: protege la piel de los daños causados por los radicales libres.
- **Tratamiento para el acné**: puede ser útil en el tratamiento del acné si lo combinas con unas gotitas de aceite de té de árbol. Ayuda a normalizar la producción de aceite de la piel.

Estos son mis aceites favoritos, aunque no son los únicos. Está también el aceite de almendras dulces, pero este no lo uso mucho porque en poco tiempo se hace rancio. El aceite de aguacate es rico en vitaminas A, D, y E, dejando la piel muy suave y elástica. Para la cara, el aceite de rosa mosqueta es famoso por su capacidad para ayudarnos a la regeneración de cicatrices, estrías y arrugas.

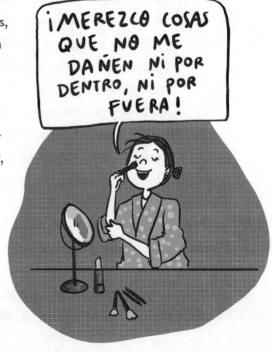

MANTECA DE KARITÉ:

- **Hidratación:** la manteca de karité se absorbe fácilmente en la piel y tiene buenas propiedades de retención de agua, lo que ayuda a mantener la piel hidratada. Es especialmente útil para las personas con piel seca.
- **Rejuvenecimiento de la piel:** la manteca de karité puede ayudar a suavizar la piel y estimular la regeneración celular, previniendo y reduciendo el proceso de envejecimiento.
- **Cicatrización:** los ácidos grasos y esteroles presentes en la manteca de karité favorecen la cicatrización de la piel y ayudan a disminuir la inflamación. Por lo tanto, puede ser útil para tratar erupciones cutáneas, quemaduras y picaduras de insectos.
- **Reducción de la inflamación de la piel:** la manteca de karité contiene amarina, un compuesto bioactivo que ayuda a reducir la inflamación de la piel. Esto puede ser beneficioso para personas con condiciones inflamatorias de la piel como dermatitis, eczema y psoriasis.
- **Cuidado del cabello**: la manteca de karité es un excelente acondicionador para el cabello. Ayuda a restaurar la humedad perdida y protege el cabello de los daños causados por factores ambientales y tratamientos químicos.
- **Desmaquillante natural:** gracias a su textura suave y sus propiedades hidratantes, la manteca de karité es un desmaquillante efectivo y suave.

SALES DE EPSOM

También conocidas como sulfato de magnesio, son compuestos minerales que se disuelven en agua, liberando iones de magnesio y sul-

9. COSMÉTICA COMERCIAL CONTRA COSMÉTICA NATURAL

fato que el cuerpo puede absorber durante un baño. Estas sales son conocidas por sus propiedades beneficiosas para la salud y la belleza, incluyendo la relajación y desintoxicación; la reducción de la inflamación, la exfoliación suave de la piel, el alivio del estrés y la mejora de la circulación sanguínea.

Un baño con sales de Epsom ayuda a eliminar las toxinas del cuerpo y la piel, limpiando los poros y mejorando nuestra salud. Además, gracias al magnesio, estas sales tienen propiedades antiinflamatorias que son beneficiosas para tratar irritaciones de la piel como el eczema, la psoriasis y el acné. También se pueden utilizar como exfoliante para eliminar las células muertas, revitalizando y suavizando la superficie cutánea. Por último, el magnesio en las sales de Epsom puede ayudar a relajar el sistema nervioso y reducir el estrés, mientras que un baño caliente con estas sales puede promover la circulación sanguínea, esencial para la nutrición de la piel y la salud general.

ALOE VERA

Conocido científicamente como Aloe Barbadensis Miller, es una planta suculenta que ha sido utilizada por milenios por sus propiedades medicinales y cosméticas. El gel claro que se encuentra dentro de sus hojas carnosas está cargado de nutrientes esenciales, enzimas, vitaminas y minerales. Entre sus propiedades están:

- **Hidratante y humectante:** el gel de aloe vera es altamente hidratante, ayudando a mantener la piel flexible y humectada sin dejar una sensación grasa. Es ideal para todos los tipos de piel, especialmente las pieles sensibles y grasas.
- **Cicatrizante y regenerador:** rico en antioxidantes como las vitaminas C y E, y betacaroteno, el aloe vera tiene fuertes

capacidades regenerativas y reparadoras que aceleran la curación de heridas y mejoran la elasticidad de la piel para prevenir la formación de arrugas.

- **Antiinflamatorio y calmante:** el aloe vera contiene compuestos antiinflamatorios naturales que alivian las irritaciones cutáneas como quemaduras solares y raspaduras; condiciones inflamatorias como acné y eczema.
- **Nutrición de la piel:** con un complejo de aminoácidos, minerales como el zinc, magnesio y vitaminas esenciales, el áloe vera nutre la piel profundamente y estimula el metabolismo celular saludable.

Las aplicaciones recomendadas incluyen su uso como gel hidratante diario, mascarilla facial, tratamiento del acné, calmante para después del afeitado y acondicionador de cabello. Te recomiendo que veas en YouTube los tutoriales para aprender a sacar correctamente la pulpa del aloe vera.

ACEITES ESENCIALES

Los aceites esenciales son sustancias aromáticas muy concentradas que se extraen de diferentes partes de las plantas, como hojas, flores, tallos, raíces, etcétera. Estos aceites contienen sustancias químicas que protegen a las plantas de hongos, bacterias y plagas.

La cosmética natural utiliza estos aceites para tratar problemas comunes de la piel como el envejecimiento, las manchas, las arrugas, la celulitis, la sequedad o el acné. Tú los puedes usar en casa, la dosis siempre es en gotitas, ya que son extremadamente concentrados.

9. COSMÉTICA COMERCIAL CONTRA COSMÉTICA NATURAL

Estos son los aceites esenciales más usados y fáciles de encontrar:

1. Aceite esencial de árbol de té: antiséptico, astringente, cicatrizante.
2. Aceite esencial de caléndula: suavizante, hidratante, calmante en pequeñas cantidades.
3. Aceite esencial de eucalipto: refrescante, astringente, desodorante, descongestionante.
4. Aceite esencial de geranio: equilibrador de secreciones, hidratante, reconfortante.
5. Aceite esencial de lavanda: descongestionante, astringente, calmante, antiséptico.
6. Aceite esencial de lemongrass: antiinflamatorio, desodorante, vasodilatador.
7. Aceite esencial de limón: astringente, desinfectante, revitalizante, desodorante.
8. Aceite esencial de menta: desodorante, refrescante, analgésico, antiséptico.
9. Aceite esencial de naranja: revitalizante cutáneo, astringente, relajante.
10. Aceite esencial de romero: tonificante cutáneo y capilar, reafirmante, circulatorio, anticelulítico, tónico muscular y analgésico.

Precauciones

- No se deben aplicar directamente sobre la piel, deben mezclarse con un aceite portador.
- No deben entrar en contacto con los ojos o mucosas.

- Se recomienda hacer una prueba en una pequeña zona del cuerpo para comprobar si eres alérgico o no.
- No se recomienda su uso en niños menores de tres años.
- Si estás embarazada o tienes piel sensible, es mejor consultar antes de usarlos. Pueden tener efectos negativos sobre tu bebé en útero.
- Algunos aceites son fotosensibles y pueden causar alteraciones en la piel con el sol.
- Es importante recordar que, aunque los aceites esenciales son naturales, no significa que sean inocuos. Siempre es recomendable usarlos con precaución.

Como cierre a estas páginas, quiero dejarte con una nota de esperanza y empoderamiento. Aunque no puedo mencionar nombres de marcas específicas en este libro, quiero asegurarte de que México es un país rico en opciones de productos de limpieza y cosmética natural, comprometidas tanto con nuestra salud como con la preservación de nuestro planeta. Estas marcas están al alcance de nuestras manos, demostrando que vivir libre de químicos tóxicos en nuestro hogar es una realidad tangible y accesible.

Te invito a continuar esta conversación más allá de estas páginas. En mis redes sociales y en mi página web, estaré compartiendo información valiosa sobre un estilo de vida *Verde a la mexicana*, saludable y sostenible. Juntos, podemos hacer la diferencia y elegir productos que nos benefician a todos y también al mundo en el que vivimos. Recuerda, cada pequeña elección cuenta y juntos podemos construir un futuro más saludable.

Te espero en mi blog www.verdealamexicana.com.mx y en Instagram y Facebook @verde a la mexicana

EL ROBLE Y LA PALMERA

El roble es de las maderas más bellas que se conocen y también de las más fuertes. Cuando llega un huracán o una fuerte tormenta, los árboles de roble son los primeros que se parten en dos.

A diferencia de los árboles más rígidos, las palmeras están diseñadas para doblarse sin romperse. Esto se debe a la estructura de sus fibras y a la disposición de sus hojas, lo que les permite resistir vientos fuertes sin sufrir daños significativos.

Si la meta es desarrollar una cultura de seguridad química dentro de nuestras casas y en nuestras decisiones de compra, así como una de respeto al planeta y a todos los seres vivos, vamos a necesitar de la flexibilidad y capacidad de adaptación de la palmera.

Cambiar de hábitos y de estilo de vida no es como cambiar de cal...cetines. Te adelanto que no será fácil, pero tú recuerda siempre a la palmera y verás cómo poco a poco sí se puede. Cuando yo tomé consciencia de todo lo que aquí te he compartido, me comporté como el roble. No fue fácil para los que estaban a mi alrededor, la rigidez en el cambio de hábitos no trae nada bueno; hazlo poco a poco. Ahora soy más como una palmera, fluyo y trato de hacer lo que está a mi alcance.

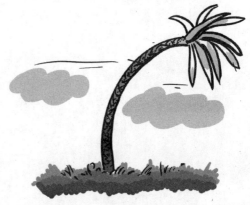

CONCLUSIÓN

Cada página de este libro ha sido un paso hacia un hogar, una casa común y un cuerpo más seguro, más saludable y libre de químicos tóxicos. Hemos aprendido juntos a familiarizarnos con los ingredientes que debemos evitar, nos hemos dado cuenta de que, sin saberlo, estamos jugando con nuestras hormonas, nos hemos dado una vuelta por la realidad del plástico, hemos reflexionado sobre el cigarro, la maternidad y ahora ya sabemos cómo leer las etiquetas y explorar las maravillosas opciones naturales que tenemos a nuestro alcance.

Espero que te haya proporcionado las herramientas necesarias para tomar decisiones informadas sobre los productos que eliges para tu hogar. Recuerda, cada pequeño cambio cuenta. Cada producto natural que elijas en lugar de un compuesto sintético de cuestionable reputación es un paso hacia un cuerpo más sano, un hogar más seguro y un planeta libre de contaminantes.

Gracias por acompañarme en este viaje. Te animo a que sigas aprendiendo, explorando y haciendo cambios positivos en tu vida. Juntos podemos hacer una diferencia real y contribuir a un mundo más saludable y sostenible.

Espero verte pronto, sigue brillando y protegiéndote de los químicos tóxicos.

Enero, 2025,
Guadalajara, México.

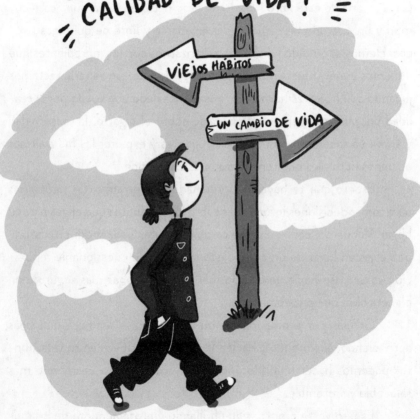

REFERENCIAS

Albarrán, D. (2019, junio 28). "4 animales que sufren por la contaminación plástica", junio 28, 2019 Greenpeace.
https://www.greenpeace.org/mexico/blog/2588/4-animales-que-sufren-por-la-contaminacion-plastica/

ATSDR. Agency for Toxic Substances and Disease Registry. (2017). "Toxicológica de los éteres de polibromodifenilos" (PBDEs). [Agencia para sustancias tóxicas y el registro de enfermedades] ATSDR/CDC [Centers for Disease Control o Centros para el Control de enfermedades]. Recuperado de:
https://www.atsdr.cdc.gov/es/toxfaqs/es_tfacts207.html

Ávila Casanueva, A. (2013, septiembre 13). "El microbioma humano". *Cienciorama* DGDC, UNAM. http://www.cienciorama.unam.mx/a/pdf/297_cienciorama.pdf

Berthold-Bond, A. (1994). *Clean & Green: the complete guide to nontoxic and environmentally safe housekeeping*. Ceres Press.

Bizarro-Nevares, P., Rojas-Lemus, M., González-Villalva, A., López-Valdez, N., Albarrán-Alonso, J. C. y Fortoul van der Goes, T. I. (2018). "Estilo de vida, contaminación atmosférica y problemas que afectan la salud reproductiva en la mujer". *Revista de la Facultad de Medicina de la UNAM*. Vol. 61 no. 2 marzo-abril 2018. https://www.scielo.org.mx/scielo.php?script=sci_arttext&pid=S0026174422018000200007

Brown, P. (2007). *Toxic exposures: contested illnesses and the environmental health movement*. [Exposiciones tóxicas: enfermedades controvertidas y el movimiento de salud ambiental]. Columbia University Press. ISBN: 9780231129480

Calvillo Unna, J. (1999). *La casa ecológica*. Editorial Tercer Milenio.

Cárdenas Guzmán G. (2012, octubre). "El microbioma humano". *¿Cómo ves? Divulgación de la Ciencia UNAM*. Número 167 https://www.comoves.unam.mx/numeros/articulo/167/el-microbioma-humano

Castro, M. (2023, marzo 16). "Colillas de cigarrillos, mini bombas tóxicas para el ambiente". Greenpeace.
https://www.greenpeace.org/argentina/blog/problemas/contaminacion/%F0%9F%9A%AC-colillas-de-cigarrillos-mini-bombas-tóxicas-para-el-ambiente/#:~:text=Esos%20componentes%20t%C3%B3xicos%20quedan%20en,entre%2040%20y%201000%20litros

Chelin Jamie Hu, Marcus A García, Alexander Nihart, Rui Liu, Lei Yin, Natalie Adolphi, Daniel F Gallego, Huining Kang, Matthew J Campen, Xiaozhong Yu, "Presencia de microplásticos en testículos de

REFERENCIAS

perros y humanos y su posible asociación con el recuento y el peso de los espermatozoides de testículo y epidídimo". Ciencias Toxicológicas, 2024; kfae060, https://doi.org/10.1093/toxsci/kfae060

Chin Chan, M. y Maldonado-Velázquez, M. G. (2018). "Contaminación y epigenética: ¿Nuestras experiencias afectan la salud de nuestros hijos?" Revista Digital Universitaria (RDU) Vol. 19, núm. 1 enero-febrero. https://www.revista.unam.mx/wp-content/uploads/v19_n1_a2_Chin-Chan-y-Maldonado.pdf

CIEL. Center for international Environmental Law. (2019, February). "Plastic & Health: the hidden costs of a plastic Planet". www.ciel.org/plasticandhealth

CONFESQ & Fundación Alborada (s/f). "Documentation to request the recognition of MCS in the WHO". [MCS: en español SQM o Sensibilidad Química Múltiple] https://confesq.org/wp-content/uploads/2023/05/mscreportforicd.pdf https://www.europapress.es/comunicados/salud-0910/noticia-comunicado-clinicos-pacientes-solicitan-oms-codificacion-sensibilidad-quimica-multiple-20230703115628.html

Coral Reef Alliance. (2022, abril 20). "¿Cómo proteger los arrecifes de coral en el día de la tierra?" https://coral.org/es/blog/como-proteger-los-arrecifes-de-coral-en-el-dia-de-la-tierra%ef%bf%bc/

Crespo Garay, C. (2020, julio 23). "Las colillas permanecen durante doce años en la naturaleza". *National Geographic*.

https://www.nationalgeographic.es/medio-ambiente/2020/07/
las-colillas-permanecen-durante-doce-anos-en-la-naturaleza

Dadd, D. L. (2011). *Toxic free: how to protect your health and home from the chemicals that are making you sick*. Jeremy P. Tarcher/Penguin Publishing Group.

Daphnia. (Diciembre, 1995). "Percloroetileno. Sustitución en el sector de limpieza en seco". Número 1
https://www.daphnia.es/revista/01/articulo/578/

Darbre, P. D. y Harvey, P., W. (2014). "Parabens can enable hallmarks and characteristics of cancer in human breast epithelial cells: a review of the literature with reference to new exposure data and regulatory status". [Parabenos pueden habilitar sellos y características del cáncer en células epiteliales de mama humana: una revisión de la literatura con referencia a nuevos datos de exposición y estado regulatorio]. Journal of applied toxicology. Revista de Toxicología Aplicada. Vol. 34, Número 9, 925–938.
https://analyticalsciencejournals.onlinelibrary.wiley.com/doi/10.1002/jat.1358
https://doi.org/10.1002/jat.1358
https://doi.org/10.1002/jat.3027

EHP. Environmental Health Perspectives [Instituto Nacional de Ciencias de la Salud Ambiental]. (2017, junio). "Perspectivas de salud ambiental", volumen 125, número 6, CID: 064501 y CID: 06450. [Revista mensual de investigaciones y noticias sobre salud ambiental publicada con el apoyo del Instituto Nacional de Ciencias de la Salud Ambiental de los Estados Unidos].
https://doi.org/10.1289/EHP1788

REFERENCIAS

EPA. Agencia de Protección Ambiental de Estados Unidos. "El impacto de los compuestos orgánicos volátiles en la calidad del aire interior". https://espanol.epa.gov/cai/el-impacto-de-los-compuestos-organicos-volatiles-en-la-calidad-del-aire-interior

EPA. Environmental Protection Agency. [Agencia de Protección Ambiental de los Estados Unidos]. (2024, 13 de marzo). "Información básica sobre PFAS". Recuperado de:
https://espanol.epa.gov/espanol/informacion-basica-sobre-pfas
Actualizado el marzo 13, 2024.

"Información básica sobre PFAS ¿Qué son las PFAS?" Epa.gov Sitio Oficial del Gobierno de los Estados Unidos. https://espanol.epa.gov/espanol/informacion-basica-sobre-pfas Actualizado el 13 de marzo de 2024.

(2016, September). "EPA ha declarado al óxido de etileno como un cancerígeno". https://www.epa.gov/sites/default/files/2016-09/documents/ethylene-oxide.pdf

Fdez, Isra. (21 de abril de 2024) "Apple es la mayor importadora de desodorantes del mundo entero. Un ex-trabajador revela las razones". Applesfera.
https://www.applesfera.com/curiosidades/sorprendentemente-apple-mayor-importadora-desodorantes-mundo-entero-esta-grafica-demuestra/amp

Flashman, E. (2018). "How plastic-eating bacteria actually work – a chemist explains". Published: april 18, 2018. *THE CONVERSATION*, Academic rigour, journalistic flair https://theconversation.com/how-plastic-eating-bacteria-actually-work-a-chemist-explains-95233

Fundación Mexicana para la Dermatología AC. (2019, 26 de junio). "Mexicanos deben usar bloqueador solar". Recuperado de: https://fmd.org.mx/mexicanos-bloqueador-solar/

Gayet,C. I y Juárez, F. (2022, enero). "Nuevo escenario de baja fecundidad en México a partir de información censal". INEGI. Vol.12, Núm. 3 https://rde.inegi.org.mx/index.php/2022/01/03/nuevo-escenario-de-baja-fecundidad-en-mexico-a-partir-de-informacion-censal/

Gibbens, S. (2019, septiembre 16). "Las botellas de plástico expuestas al calor extremo podrían ser perjudiciales para la salud". *National Geographic*. https://www.nationalgeographicla.com/planeta-o-plastico/botellas-expuestas-al-calor-extremo-perjudiciales

Gobierno de México. (2019). Norma Oficial Mexicana NOM-225-SCFI-2019, "Seguridad de artículos de uso doméstico-utensilios con recubrimiento antiadherente para la cocción de alimentos-especificaciones y métodos de prueba". https://www.dof.gob.mx/nota_detalle.php?codigo=5589076&fecha=11/03/2020#gsc.tab=0

(30 de mayo de 2019). Comisión Nacional de Áreas Naturales Protegidas. https://www.gob.mx/conanp/es/articulos/colillas-enemigas-del-ambiente

Greenpeace España. (2005, 8 de septiembre). "Una investigación en cordones umbilicales revela que los nonatos están expuestos a químicos peligrosos". Comunicado de prensa.

REFERENCIAS

https://archivo-es.greenpeace.org/espana/es/news/2010/November/una-investigaci-nencordones/#:~:text=Un%20"regalo"%20para%20la%20vida%20recoge%20una%20investigación%20realizada%20en,a%20través%20del%20cordón%20umbilical

INEGI. https://rde.inegi.org.mx/

Instituto Bernabeu. (s/f). "Tóxicos ambientales, disruptores endocrinos y fertilidad". https://www.institutobernabeu.com/es/foro/toxicos-ambientales-y-fertilidad-disruptores-endocrinos/

Mason Hunter, L. & Halpin, M. (2005). "Green clean: the environmentally sound guide to cleaning your home". Melcher Media. ISBN-10: 1595910042; ISBN-13:978-1595910042

Mayo Clinic. (21 de septiembre de 2018). "Consejos de salud: humo de segunda mano: evitar los peligros del aire". https://newsnetwork.mayoclinic.org/es/2018/09/21/consejos-de-salud-humo-de-segunda-mano-evitar-los-peligros-del-aire/

Mayo Clinic. (2023, marzo 24). "¿Está bien vapear durante el embarazo?" https://www.mayoclinic.org/es/healthy-lifestyle/pregnancy-week-by-week/expert-answers/vaping-during-pregnancy/faq-20462062

Mordor Intelligence (s/f). "Análisis de participación y tamaño del mercado cosmético tendencias y pronósticos de crecimiento (2024-2029)". https://www.mordorintelligence.com/es/industry-reports/global-cosmetic-products-industry

NIOSH. The National Institute for Occupational Safety and Health. [Instituto Nacional para la Seguridad y Salud Ocupacional]. (1998, March). "Control de la exposición al percloroetileno en la limpieza en seco comercial" (Sustitución) DHHS (NIOSH) publicación N.º97-155.
https://www.cdc.gov/spanish/niosh/docs/97-155_sp/default.html

OCDE. Organización para la Cooperación y el Desarrollo Económico. "¿Qué están haciendo los países de todo el mundo para abordar los riesgos de los productos químicos industriales y de consumo?"
https://www.oecd.org/chemicalsafety/

OMS. Organización Mundial de la Salud. (2013, 19 de febrero). "Efectos de la exposición humana a productos químicos disruptores endócrinos examinados en informe histórico de la ONU". Recuperado de:
https://www.who.int/es/news/item/19-02-2013-effects-of-human-exposure-to-hormone-disrupting-chemicals-examined-in-landmark-un-report

OMS. Organización Mundial de la Salud. (6 de mayo de 2024) "Asma". https://www.who.int/es/news-room/fact-sheets/detail/asthma

Oreskes, N. & Conway, E. M. (2011). "Mercaderes de la duda: ¿Cómo un puñado de científicos ocultaron la verdad sobre el calentamiento global?" Capitán Swing, Libros, S.L.

Ossa-Tabares JC, Llanos CJ, García AM. "Evaluation of tea tree oil physicochemical features and its antimicrobial activity against Cuti-

REFERENCIAS

bacterium acnes (Propionibacterium acnes)" ATCC 6919. Biomedica. 2020 Dec 2; 40(4):693-701. English, https://revistabiomedica.org/index.php/biomedica/article/view/5122

Persson, L., Carney Almroth, B. M., Collins, C. D., Cornell, S., Wit, C. A. de, Diamond, M. L., Fantke, P., Hassellöv, M. MacLeod, M., Ryberg, M. W., Søgaard Jørgensen, P. Villarrubia-Gómez, P., Wang, Z. and Zwicky Hauschild, M. (2022). "Outside the safe operating space of the planetary boundary for novel entities". American Chemical Society. 18 de enero de 2022. Environ. Sci. Technol. 2022, 56, 3, 1510–1521.
https://pubs.acs.org/doi/10.1021/acs.est.1c04158

Qian, N., Gao, X., Lang, X., Deng, H., Bratu, T. M., Chen, Q., Stapleton, P., Yan, B. & Min, W. (2023, october 24). "Rapid single-particle chemical imaging of nanoplastics by SRS microscopy" [Imagen química rápida de nano plásticos de una sola partícula mediante microscopía SRS]. Artículo de investigación *Revista Científica PNAS*. 24 de octubre de 2023.
https://www.pnas.org/doi/10.1073/pnas.2300582121
https://doi.org/10.1073/pnas.2300582121

Rapinchuk, B. (2014). "The organically clean home: 150 everyday organic cleaning products you can make yourself--The natural, chemical-free way." Adams Media.

Rojo, C. (2020, agosto 18). "El lavado verde de imagen, historia del greenwashing".
El Diario.es. Periodismo ambiental.
https://www.eldiario.es/ballenablanca/365_dias/lavado-verde-imagen-historia-greenwashing_1_6169622.html

Ryan, E., & Lowry, A. (2008). "Squeaky green: the method guide to detoxing your home". Chronicle Books.

Sangho Koh, Sho Furutate, Yusuke Imai, Toshihiko Kanda, Shinji Tanaka, Yuichi Tominaga, Shunsuke Sato, y Seiichi Taguchi. "Plataforma microbiana para la producción a medida de un modificador de polilactida biodegradable: poliéster LAHB a base de lactato de peso molecular ultraalto". ACS Sustainable Chem. Ing. 2024, 12, 16, 6145–6156
https://doi.org/10.1021/acssuschemeng.3c07662

Science Advances, "Responsabilidad global del productor por la contaminación por plástico", 24 de abril de 2024.
https://www.science.org/doi/epdf/10.1126/sciadv.adj8275

Servan-Schreiber, D. (2008). *Anticáncer*. Editorial Diana.

Shoe, D. (2018, enero 12). "¿Qué son las microesferas y por qué han comenzado a prohibirlas?" *The New York Times*.
https://www.nytimes.com/es/2018/01/12/espanol/microesferas-contaminacion-cosmeticos-microbeads.html

Siegel-Maier, K. (2008). *The naturally clean home: 150 super-easy herbal formulas for green cleaning*. Storey Publishing, LLC. ISBN-10: 1603420851 ISBN-13: 978-1603420853

Sostenibilidad + vida. (s/f). "Colorantes Azoicos. ¿Qué son y qué efectos tienen en la salud?
https://sostenibilidadmasvida.com/sustancias-tóxicas/colorantes-azoicos/

REFERENCIAS

Trasande, L., Nelson, M. E., Alshawabkeh, A., Barrett, E. S., Buckley, J. P., Dabelea, D., Dunlop, A. L., Herbstman, J- B., Meeker, J. D., Naidu, M., Newschaffer, C., Padula, A. M., Romano, M. E., Ruden, D. M., Sathyanarayana, S., Schantz, S. L. Starling, A. P., Hamra, G. B., Smith, P. B... & Karr, C. (2023). "Prenatal phthalate exposure and adverse birth outcomes in the USA: a prospective analysis of births and estimates of attributable burden and costs". [Exposición prenatal a ftalatos y resultados adversos del parto en Estados Unidos: un análisis prospectivo de los nacimientos y estimaciones de la carga y los costos atribuibles]. The Lancet Planetary Health, Volume 8, Issue 2, 2024, Pages e74-e85, ISSN 2542-5196, https://doi.org/10.1016/S2542-5196(23)00270-X https://www.the-lancet.com/journals/lanplh/article/PIIS2542-5196(23)00270-X/fulltext#

Wong, A., Lou, W., Ho, Kf. et al. (2020). "Indoor incense burning impacts cognitive functions and brain functional connectivity in community older adults". *Scientific Reports* 10, 7090. https://doi.org/10.1038/s41598-020-63568-6

Zehnder, Caralyn; Manoylov, Kalina; Mutiti, Samuel; Mutiti, Christine; VandeVoort, Allison; and Bennett, Donna, *Introduction to environmental science: 2nd edition* (2018). Biological Sciences Open Textbooks. https://oer.galileo.usg.edu/biology-textbooks/4

COMUNICADOS DE PRENSA

AIChE. (2007). "The Evaluation of Risks of Ethoxylation Processes". https://www.aiche.org/conferences/aiche-spring-meeting-and-global-congress-on-process-safety/2007/proceeding/paper/86f-eva-luation-risks-ethoxylation-processes

Arroyo, Alicia / IDAEA-CSIC Comunicación. "Detectan compuestos químicos de productos de cuidado personal en muestras de cordón umbilical". Barcelona, 22 de mayo del 2023 NOTA DE PRENSA https://idaea.csic.es/wp-content/uploads/2023/05/20230523_NdP_-Contaminantes-cordon-umbilical_ESP.pdf

Diario Oficial de la Unión Europea. "Criterios y principios rectores del concepto de uso esencial en la legislación de la UE relativa a las sustancias químicas". C/2024/2894 (26.4.2024).
https://eur-lex.europa.eu/legal-content/ES/TXT/PDF/?uri=OJ:C_202402894

Greenpeace. (8 de septiembre de 2005). "Una investigación en cordones umbilicales revela que los nonatos están expuestos a químicos peligrosos". Comunicado de prensa.
https://archivo-es.greenpeace.org/espana/es/news/2010/November/una-investigaci-n-en-cordones/

J&J. (2023, abril 4). "La subsidiaria de Johnson & Johnson, LTL Management LLC ("LTL"), vuelve a solicitar el capítulo 11 voluntario para resolver de manera equitativa todas las reclamaciones de talco actuales y futuras".
https://www.jnj.com/media-center/press-releases/ltl-update

OMS. Organización Mundial de la Salud. (19 de febrero de 2013). "Nuevo informe sobre las sustancias químicas que perturban la función endocrina". [Comunicado de prensa].
https://www.who.int/es/news/item/19-02-2013-effects-of-human-exposure-to-hormone-disrupting-chemicals-examined-in-landmark-un-report

Reckitt. (6 de marzo de 2024). "Declaración de Clearasil". https://reckitt.com/us/newsroom/latest-news/news/2024/march/clearasil-statement/

Valisure. (2024, March 6). "Petición ciudadana n° 8 de la FDA: benceno en productos de peróxido de benzoilo". https://www.valisure.com/valisure-newsroom/fda-citizen-petition-8-benzene-in-benzoyl-peroxide-products

Valisure. (2024, March 6). "Valisure discovers benzoyl peroxide acne treatment products are unstable and form benzene". https://www.valisure.com/valisure-newsroom/valisure-detects-benzene-in-benzoyl-peroxide

PELÍCULAS RECOMENDADAS:

The Pod Generation (*La generación de la cápsula*), *La IA y la maternidad en su máxima expresión*. En Apple TV.

Dark Waters (*Aguas oscuras*). Retrata la sucia realidad de la contaminación de DuPont en Netflix.

DOCUMENTALES EN YOUTUBE:

ENDGAME 2050. Hecho por la científica mexicana Sofía Pineda. La última oportunidad de la humanidad es ahora.

The seeds of Vandana Shiva (*Las semillas de Vandana Shiva*).

La pesadilla de Monsanto.

Antes de que sea tarde, con Leonardo DiCaprio, una producción de The National Geographic.

ENTREVISTAS EN YOUTUBE:

Todas las que encuentres del doctor Nicolás Olea. Ya entregado el material a la casa editorial, descubrí a este científico español dedicado desde hace casi cuatro décadas a la investigación de los disruptores endocrinos. Él es el maestro de maestros en el tema, no solo en su país sino en la Unión Europea. Ha colaborado en numerosos estudios científicos y tiene un libro que se llama: *Libérate de tóxicos: guía para evitar los disruptores endocrinos* y en YouTube nos comunica de manera amigable sobre cómo nos debemos proteger en casa. ¡Imperdible, es una gran revelación para mí y los interesadas del tema.

AGRADECIMIENTOS

A mi esposo Salomón, por su amor y apoyo incondicional en todos mis emprendimientos, y a mis cuatro hijos Lucy, Salomón, María y Andrea.

Al doctor José Eduardo Monterrubio, experto en comunicación estratégica. Sin su acompañamiento, asesoría y empuje no hubiera concluido este escrito.

A Karen Castilla, la mejor ilustradora de México, por poner su gran talento y dulzura en las ilustraciones.

A mi editor, César Ramos, a quien decirle gracias es insuficiente. Hizo posible lo que yo veía imposible, concluir y publicar este libro. Maravillosa coincidencia. Su dedicación y confianza han sido fundamentales en este viaje.

Además, me gustaría extender mi gratitud a todas las personas extraordinarias que forman parte del equipo de Penguin Random House. ¡Gracias a todos!

Esta obra se terminó de imprimir
en el mes de enero de 2025,
en los talleres de Impresora Tauro, S.A. de C.V.
Ciudad de México.